Dr FRANCK GIGON • PATRICIA BAREAU

LES MEILLEURES PLANTES ANTI-ÂGE AU QUOTIDIEN

Éditions RUSTICA

AVERTISSEMENT

Les plantes médicinales, de façon générale, ne peuvent se substituer à un traitement donné par votre médecin. Leur utilisation à visée préventive ou à des fins médicinales – comme pour un médicament – exige toujours de la prudence. Veillez à bien en vérifier les notices d'utilisation et les précautions d'emploi et, en cas de doute, n'hésitez pas à consulter un médecin ou un pharmacien spécialiste des plantes. Il convient surtout de faire très attention à l'emploi des huiles essentielles. Respectez strictement les doses préconisées ainsi que les contre-indications. Ne les utilisez pas en l'absence d'avis spécialisé chez les enfants, les femmes enceintes ou qui allaitent. Ne les laissez jamais à la portée des enfants. Si des symptômes persistent ou s'aggravent, adressez-vous à un professionnel de la santé. En cas de maladie chronique, prenez également l'avis de votre médecin.

ISBN : 2-84038-607-0
N° d'éditeur : 48525
Dépôt légal : septembre 2005
Premier tirage : septembre 2005

SOMMAIRE

PRÉFACE

Pouvons-nous prendre la décision, tout à coup, de lutter contre « l'irréparable outrage » du temps ? D'ailleurs, y pouvons-nous quelque chose ? Est-ce que cela marche vraiment ? Après tout, l'heure c'est l'heure !

Mais si, au moins, nous essayions de retarder les effets de ce temps qui passe en laissant ses traces, visibles ou non, dans tout notre organisme. Décidons-nous à considérer notre corps comme le véhicule qui nous permet de traverser la vie et apportons-lui autant de soin qu'à notre voiture. Nous avons souvent pour elle plus d'égards que pour nous-même. Il est vrai que les négligences mécaniques d'entretien, voire l'oubli de « faire le plein », sont vite sanctionnées. Si nous devions « payer » sur le champ nos repas désordonnés ou bâclés, si nous pouvions faire la relation entre une fatigue, un rhume ou une crise d'arthrose et ces repas que nous avons sautés un peu souvent, ou ces « abus de nos corps » ! Et puis, surtout, nous sommes des êtres d'exception, cela n'arrive qu'aux autres, j'ai l'habitude, je me connais bien, je suis increvable, moi, je dors très peu, il faut bien mourir de quelque chose !

Le temps passe et dès les premiers instants nous vieillissons. Il s'agit maintenant de bien vouloir comprendre que, pour les nôtres et pour nous-même, chaque événement de notre vie conditionne sa suite et sa fin.

On connaît de mieux en mieux les éléments qui entrent dans ce bilan et les moyens, objectivement actifs, sont nombreux. Mais comment s'y retrouver, comment user de ces multiples instruments ? Comment ne pas céder aux publicités, aux conseils plus ou moins avisés, comment ne pas avoir l'envie d'essayer, encore, le dernier truc, le précédent nous ayant déçu ? Comment y comprendre quelque chose ? Faut-il attendre la maladie pour se soigner ? Se soigner c'est prendre soin de soi. Alors, peut-on entreprendre de se soigner seul ? Que faire face à la « programmation génétique », à ces radicaux libres ? Peut-on aider à maintenir notre équilibre neuro-endocrinien ? Faut-il entreprendre des régimes, imaginer des stratégies au long cours, essayer des compléments alimentaires, se jeter sur les vitamines ou les minéraux ? Il y a sûrement un élixir de longue vie ! Il faut faire du sport, du yoga ou de la sophrologie ?

Le médecin n'est pas là seulement quand nous sommes malades. Le docteur Frank Gigon exprime ici, de façon simple et pratique, les moyens qu'il a éprouvés dans les nombreuses situations liées au vieillissement chez l'homme et la femme. Il nous dit d'abord pourquoi et comment cela se produit. Ce n'est pas inéluctable. Ensuite, il nous oriente sur de « bonnes réponses alimentaires », avant d'en arriver à des « conseils du phytothérapeute ». Ceux-là nous permettent de choisir, d'agir seul, dans des limites précises, mais nous disent aussi quand il faut consulter ! Le Dr Gigon nous guide avec bon sens et simplicité. Comme l'avait déjà fait Hippocrate. « Que la nourriture soit ton remède », et il y ajoute des sels, des vitamines, des épices et des plantes !

Patricia Bareau, journaliste et professionnelle de santé, en recherche permanente de réponses nouvelles et rigoureuses, accompagne la verve et l'enthousiasme du Dr Gigon.

Docteur Jean-Charles Schnebelen,
pharmacien, consultant en phytothérapie,
enseignant du DUMENAT de phytothérapie, faculté de médecine Paris XIII

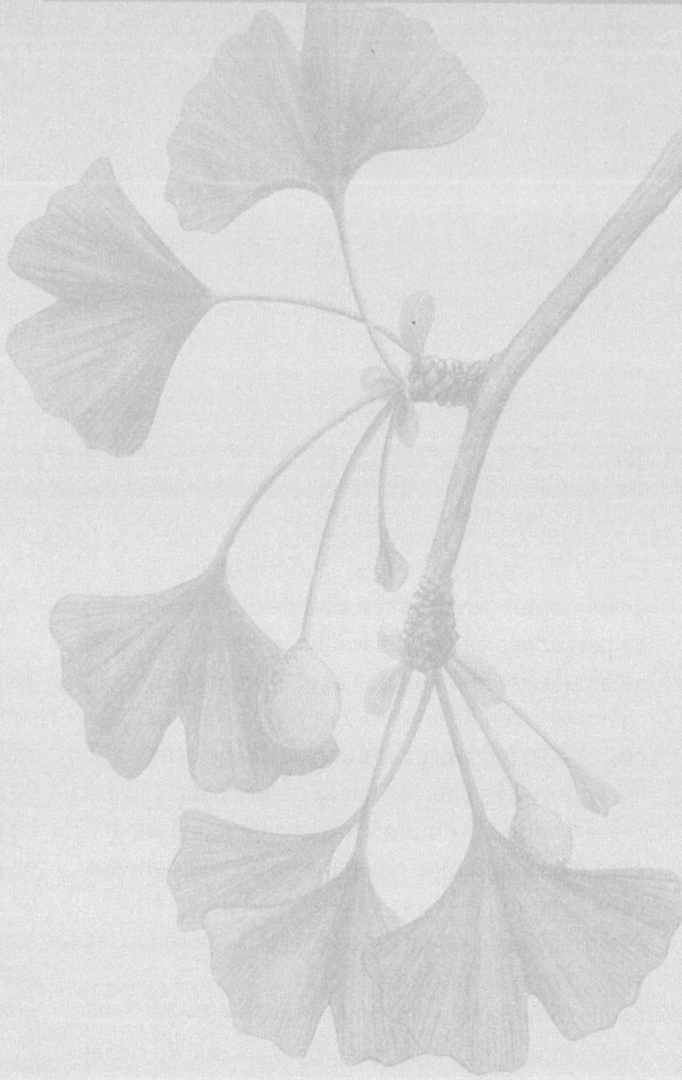

INTRODUCTION

Rien ne sert de rajeunir, il faut vieillir à point...

Du fait de l'allongement de la durée de vie dans de nombreux pays développés, de plus en plus de personnes aspirent à vieillir en bonne santé, ou à ralentir les effets de l'âge. Plutôt que de chercher à rester jeune à tout prix, nous vous proposons, à travers cet ouvrage, d'explorer les possibilités offertes par la nature pour préserver au maximum votre capital jeunesse et vivre plus longtemps en pleine forme. La richesse et la diversité du règne végétal mettent en effet à notre disposition un arsenal étendu de réponses aux différents maux de l'âge.

La phytothérapie est à la base une médecine traditionnelle et empirique, reposant sur de riches pharmacopées de plantes issues des divers continents. Depuis une vingtaine d'années, de multiples études, réalisées chez l'animal et chez l'homme, ont testé cliniquement les effets de nombreuses plantes médicinales. Elles ont permis de confirmer scientifiquement les propriétés attribuées par les pratiques populaires, de découvrir des activités non traditionnelles pour certaines et surtout de mettre en évidence les modes d'action biochimique de la plupart des plantes utilisées.

Chaque plante médicinale est constituée de milliers de composants qui agissent en synergie entre eux ; c'est pourquoi de nombreux scientifiques considèrent que seul l'extrait total de la partie active de la plante, appelé totum, est à même de préserver l'intégralité des principes actifs.

La phytothérapie moderne a également évolué en proposant de nouvelles formes de « phytomédicaments » qui permettent aujourd'hui de respecter l'intégrité des principes actifs des plantes, de garantir leur efficacité et de limiter leur toxicité.

Les plantes contre l'usure du temps

De nombreuses plantes contiennent des principes actifs dont le rôle est déterminant dans la lutte contre le vieillissement et la dégénérescence des tissus ; ce sont les fameux antioxydants qui s'opposent à la corrosion cellulaire et à l'usure du temps.

Les polyphénols

C'est le cas des **polyphénols** qui sont tous des **antioxydants**. Cette grande famille regroupe les flavonoïdes, les isoflavonoïdes, les anthocyanosides, les acides phénols, les lignanes, les tanins, les coumarines, les iridoïdes, pour les plus connus.

Ainsi, les flavonoïdes, pigments universels des végétaux, agissent comme piégeurs des radicaux libres, ces molécules instables et agressives, déchets de l'organisme et de l'environnement, qui détériorent la plupart de nos composants biologiques.
D'autres polyphénols comme les tanins condensés (proanthocyanidols ou OPC) sont reconnus comme 50 fois plus antioxydants que la vitamine E, prise comme référence unitaire antioxydante.
Certaines plantes sont souvent aussi naturellement très riches en antioxydants naturels comme les vitamines E, C, caroténoïdes, etc.

Des plantes qui relancent la production d'hormones

Quand on prend de l'âge, les systèmes glandulaires déclinent et l'**action de modulation hormonale** de certaines plantes sera un atout précieux ; on pourra ainsi proposer des plantes pour **relancer la production** de certaines hormones déficientes à certaines périodes clefs de la vie.

Des plantes qui nous protègent

Mais il existe d'autres niveaux d'action reconnus des plantes pour nous protéger des attaques du temps :

- la protection cellulaire ;
- la régénération cellulaire ;
- l'action reminéralisante.

L'indispensable drainage

Dans la prévention des effets de l'âge, le drainage occupe une place importante.
La **détoxication** est une action bien spécifique aux plantes. Appelée communément drainage, elle sera particulièrement recommandée pour soutenir l'organisme.

L'apport essentiel de l'alimentation

L'alimentation d'origine végétale fait partie de la phytothérapie et sera toujours optimisée dans la lutte contre les effets du temps. De nombreuses études sur les habitudes alimentaires des populations montrent en particulier une augmentation de l'espérance de vie et de la longévité en bonne santé chez les plus grands consommateurs de fruits et légumes.

Dans cet ouvrage, nous avons sélectionné pour vous les plantes actives sur les principaux troubles liés à l'âge. Elles ont la particularité d'être faciles à trouver et à utiliser. En les employant à bon escient, régulièrement, vous en ferez de vraies alliées pour vous protéger des effets du temps.

PRÉSERVER VOTRE CAPITAL JEUNESSE

Cette partie est consacrée à la description et à l'explication des effets du vieillissement les plus fréquents pouvant survenir ou s'accentuer avec les années. Vous rencontrerez certains d'entre eux, d'autres non... Ils peuvent être plus ou moins précoces selon les individus. Dans tous les cas, il est utile de les comprendre pour les prévenir et pour les gérer plus facilement. Pour chaque situation, le phytothérapeute vous indique quelles plantes sont vos meilleures alliées.
Vous pourrez compléter dans certains cas l'action des plantes recommandées, qui pourront être utilisées seules ou en association (ne dépassez pas un choix de plus de 6 plantes au total), par l'utilisation d'huiles essentielles (HE).
Un encadré vous donnera également chaque fois des conseils relevant de la gemmothérapie (partie de la phytothérapie qui utilise les bourgeons et les jeunes pousses de plantes), dont les extraits présentent souvent des propriétés multiples très intéressantes dans le cadre d'une démarche anti-âge.

LE DRAINAGE : IL FAUT ÉLIMINER !

En prenant de l'âge, les systèmes d'élimination de notre corps deviennent moins efficaces. Il est alors souhaitable de procéder à des cures de drainage par les plantes pour soutenir l'activité de notre métabolisme dans cette fonction vitale.

Qu'est-ce que le drainage ?
Le drainage est une phase majeure de traitement en phytothérapie. Derrière ce terme un peu suranné, se cache une fonction primordiale de notre organisme, l'élimination.
Notre corps est exposé à de nombreuses sources d'intoxication interne issue de notre métabolisme, mais aussi à des sources d'intoxication externe provenant de notre alimentation et de notre environnement. Sans une élimination efficace des déchets du métabolisme par exemple, le fonctionnement de la cellule ralentit ; si cela se poursuit trop longtemps, la mort cellulaire peut se produire.

Le drainage consiste donc à stimuler ou optimiser les fonctions organiques en relançant les systèmes d'élimination appelés émonctoires que sont le foie, les reins, le tube digestif, la peau et les poumons.

Quel est le rôle du foie ?
L'organe clef de la détoxication est le foie, formidable usine de « retraitement » des substances produites par notre propre organisme et de celles qui sont apportées par l'extérieur. Par exemple, notre foie nous sert à éliminer certaines de nos hormones après utilisation, ou transforme les molécules étrangères (les médicaments, notamment) pour modifier leur activité et permettre leur évacuation.
Les processus qui régissent toutes ces réactions cellulaires sont complexes, consomment beaucoup d'énergie et produisent de grandes quantités de radicaux libres, ces déchets de l'organisme instables et agressifs qui le détériorent. D'ailleurs, un des premiers symptômes que l'on ressent en cas de surcharge de travail du foie est la fatigue.
Le foie travaille de concert avec les autres émonctoires. C'est souvent lui qui initie le processus d'élimination d'une substance, que les autres émonctoires se chargent de finaliser.

LE SAVEZ-VOUS ?
LE TRAVAIL D'ÉLIMINATION
Souvent, un composé est toxique pour notre organisme simplement parce qu'il ne peut pas être éliminé. Son accumulation s'accompagne alors de divers effets néfastes. Pour l'évacuer, le foie le rend soluble dans l'eau ; il peut ainsi être éliminé par les urines, via les reins, par exemple. Le drainage d'un système organique par les plantes facilite le travail des autres émonctoires. Ainsi, une plante destinée à drainer le foie facilite le travail d'élimination des reins, et inversement. Et la nature est bien faite car il est fréquent qu'une plante soit active sur deux émonctoires à la fois!

Certaines plantes permettent d'augmenter le pouvoir de détoxication des organes concernés.

Quand faut-il favoriser le drainage ?

Le drainage est particulièrement recommandé :

- en cas de manque de tonus ou d'asthénie physique inexpliquée (qui devra néanmoins faire l'objet d'une consultation médicale) ;
- à la suite d'une infection ou d'une anesthésie générale ;
- chez les personnes prenant plusieurs médicaments de façon chronique ;
- chez les fumeurs et les personnes en sevrage tabagique (avant, pendant et après) ;
- chez les personnes ayant une alimentation déséquilibrée ou en régimes réguliers ;
- chez les personnes buvant de l'alcool et/ou du café régulièrement ;
- chez les personnes exposées à une toxicité environnementale connue (cafetiers, garagistes, fumeurs passifs...).

Par principe, on attendra la fin d'un traitement médicamenteux pour commencer un drainage, sauf s'il s'agit d'un traitement au long cours et dans ce cas après avis médical.

LE SAVEZ-VOUS ?

L'ALIMENTATION AU SERVICE DU DRAINAGE

Une alimentation riche en vitamines, oligo-éléments et antioxydants est indispensable pour protéger le foie des radicaux libres, mais aussi parce que ces nutriments sont des cofacteurs indispensables des phases de détoxication du foie.

Drainage et prévention des effets de l'âge

Dans la lutte anti-âge, le drainage du foie sera toujours à privilégier dans un premier temps. On lui associera généralement :

- un drainage rénal pour optimiser la détoxication de l'organisme ;
- le drainage de la peau pour combattre le vieillissement cutané ;
- le drainage digestif en cas de troubles du transit (voir le chapitre « Relancer le transit intestinal »).

Le drainage des poumons sera plutôt utilisé en cas de pathologie broncho-pulmonaire, ainsi que pour le sevrage tabagique.

LES CONSEILS DU PHYTOTHÉRAPEUTE

LES PLANTES DU DRAINAGE

Le drainage s'effectue en général pendant 1 mois puis, après un arrêt de 1 mois, en cure de 20 jours par mois pendant 3 mois.

Selon vos besoins, faites votre choix parmi les plantes suivantes. Pour les durées et les modes d'utilisation, reportez-vous aux pages indiquées du cahier des plantes.

> **Pour le drainage du foie :**
- **chardon-Marie** *(p. 56)*,
- **artichaut** *(p. 78)*,
- **romarin** *(p. 72)*,
- **chicorée** *(p. 80)*.

> **Pour le drainage de la peau :**
- **bardane** *(p. 79)*,
- **pensée sauvage** *(p. 85)*.

> **Pour le drainage des reins :**
- **bouleau** *(p. 80)*,
- **frêne** *(p. 81)*,
- **pissenlit** *(p. 85)*,
- **ortie** *(p. 66)*,
- **artichaut** *(p. 78)*,
- **chicorée** *(p. 80)*.

Ces plantes peuvent s'utiliser seules. Par exemple, pour un drainage du foie et des reins, on pourra choisir artichaut ou chicorée. Elles peuvent aussi être associées, par exemple chardon-Marie et bouleau.

L'AROMATHÉRAPIE

Par voie interne

L'aromathérapie complétera si besoin l'action de ces premières plantes. En cure de 10 jours, 1 fois par mois pendant 3 mois, à renouveler 2 fois par an : classiquement, une fois en automne et une autre au début du printemps. Ces huiles essentielles (HE) s'utilisent en mélange ou, dans le cas de la carotte, isolément.

HE de menthe poivrée *(Mentha x piperita)*, 1 goutte

+

HE de lédon du Groenland *(Ledum groenlandicum)*, 2 gouttes

Mettez 2 gouttes de ce mélange dans 1 cuillerée à café d'huile d'olive ; à prendre 2 fois par jour pendant 10 jours.

Indications : *détoxication hépatique, action tonifiante.*

Contre-indications : *grossesse et allaitement, enfants.*

ou

HE de carotte cultivée *(Daucus carota ssp. sativa)*, 2 gouttes

À prendre dans 1 cuillerée à café d'huile d'olive, 2 fois par jour pendant 15 jours.

Indications : *drainage cutané, hépatique et rénal, action tonifiante.*

Contre-indications : *grossesse et allaitement, enfants.*

LA GEMMOTHÉRAPIE

Elle s'utilise à la place des plantes proposées en phytothérapie classique. En cure de 20 jours, 1 fois par mois pendant 3 mois, à renouveler 2 fois par an : classiquement, une fois en automne et une autre au début du printemps.

Romarin *(Rosmarinus officinalis)* jeunes pousses fraîches en macérat glycériné 1D :

50 gouttes par jour le matin (ou macérat-mère : 5 gouttes par jour le matin).

et

Genévrier *(Juniperus communis)* jeunes pousses fraîches en macérat glycériné 1D :

50 gouttes par jour le matin (ou macérat-mère : 5 gouttes par jour le matin).

RÉGULER SON POIDS... ET SURVEILLER SES FORMES !

En prenant de l'âge, il n'est pas rare de prendre du poids, mais surtout de voir son corps se transformer avec une nouvelle répartition de la masse graisseuse qui augmente aux dépens des muscles. Pour prévenir et corriger cette évolution, l'alimentation doit privilégier une base végétale peu transformée qui fait cruellement défaut dans notre mode de vie. Certaines plantes médicinales faciliteront le retour à l'équilibre alimentaire et pondéral.

Pourquoi prend-on du poids en prenant de l'âge ?

Dans nos sociétés modernes, la surcharge pondérale et l'obésité gagnent chaque jour du terrain : même nos chères têtes blondes ne sont plus épargnées. Les causes de ce phénomène sont assez bien identifiées.

- Notre mode de vie surchauffé associé à une sédentarité croissante entraîne une plus faible dépense calorique qu'autrefois.
- Nos habitudes alimentaires nous apportent proportionnellement trop de calories par rapport à nos dépenses énergétiques. De plus, les aliments les plus consommés en fréquence et en volume activent exagérément la production d'insuline, une hormone chargée entre autres du stockage des graisses.
- Avec l'âge, notre masse musculaire physiologique diminue au profit de notre masse grasse. Cette évolution, accélérée par le manque d'exercice physique, accentue encore le risque de prise de poids, nos besoins énergétiques de base étant directement proportionnels à cette masse maigre.
- Enfin, la baisse de la production interne de nos hormones se fait aussi en faveur du développement de la masse grasse et au détriment de notre masse maigre, les muscles.

Comment prévenir ce phénomène ?

Une mauvaise alimentation grève notre capacité de vieillir en bonne santé. Il ne faut ni « mal » ni « trop » se nourrir.

LES BONS CHOIX ALIMENTAIRES

Veillez à ne pas consommer :

– trop de produits salés, facteurs d'hypertension artérielle ;
– trop de graisses saturées, facteurs d'athérosclérose, l'encrassement de nos artères ;
– trop de viande rouge et de charcuteries, facteurs de cancers digestifs ;
– trop de produits laitiers, facteurs d'ostéoporose, de diabète et de cancers.

Choisissez plutôt :

– les fruits, légumes et oléagineux (noix...), riches en fibres et en antioxydants, protecteurs de maladies ;
– les graisses insaturées, dont les fameux omégas-3 (petits poissons des mers froides, huiles de colza, de noix...), aux qualités multiples sur le cœur, le cerveau, l'inflammation, etc.

Proscrivez les régimes :

Tout régime devrait être évité car il ne s'applique que sur une période déterminée. Ensuite, le retour aux anciennes habitudes alimentaires est assez systématique et retentit rapidement sur le poids.
Adaptez progressivement vos changements alimentaires à votre mode de vie, car si ceux-ci sont trop difficiles, ils ne dureront pas.

LE SAVEZ-VOUS ? CONSOMMEZ DU CHROME

Le chrome est un cofacteur indispensable à l'activité de l'insuline, il diminue indirectement le stockage des graisses et contrôle la sensation de faim. On le trouve essentiellement dans les brocolis, haricots verts, céréales à grains entiers, germes de blé, prunes, champignons, asperges..., mais les aliments les plus riches en chrome sont la levure de bière et le foie de veau.

• Les sucres rapides et raffinés nuisent à notre santé

La principale erreur alimentaire à incriminer est la surconsommation de certains sucres. Les premiers responsables sont les sucres rapides et raffinés qui sont faciles d'accès, peu onéreux et délicieux de surcroît ; ils sont rapidement identifiables car sucrés en bouche, et unanimement reconnus comme nocifs pour notre organisme.

Mais d'autres sucres sont plus insidieux car ils bénéficient d'une cote de popularité certaine chez les sportifs et ont été étonnamment réhabilités par certains nutritionnistes. Ce sont ceux qui proviennent des farines blanches et des céréales raffinées (pâtes non complètes, riz blanc, pain blanc), ainsi que de la pomme de terre, quel que soit malheureusement son mode de préparation culinaire. Anciennement appelés sucres lents, ils rythment notre vie et participent comme les sucres rapides à la sécrétion exagérée de l'insuline. Souvent s'installe rapidement une résistance à l'insuline avec pour conséquence une augmentation inexorable de la masse grasse au niveau de l'abdomen et des incidences importantes sur notre santé.

Si les sucres lents sont incontestablement utiles dans la gestion de l'alimentation d'un sportif, leur consommation tous azimuts dans notre mode de vie en volume et en fréquence, associée à celle des sucres rapides et raffinés, est devenue préjudiciable pour notre santé.

• Préférez les sucres complexes

Notre organisme a bien sûr besoin de sucres pour fonctionner, mais ceux qu'il préfère et auxquels il a toujours été destiné sont les sucres complexes qui n'existent que dans les fruits, les légumes frais ou secs et les céréales complètes. Ces derniers aliments doivent être le moins transformés possible pour offrir tout leur intérêt nutritionnel. Ils ont ainsi deux avantages incontestables par rapport aux sucres modifiés (farines blanches, céréales raffinées et sucres rapides) : une densité calorique basse, c'est-à-dire qu'ils apportent peu de calories par volume d'aliment ingéré ; et un apport de nutriments essentiels (vitamines, oligo-éléments...) absents dans les sucres modifiés par l'homme.

« TROP MANGER » DIMINUE NOTRE ESPÉRANCE DE VIE

*De nombreuses études réalisées sur la plupart des espèces animales montrent en effet que la **restriction calorique** augmente la durée de vie maximale de toute espèce mais aussi son espérance de vie moyenne. Autrement dit, nous vivrions probablement plus vieux et avec beaucoup moins de maladies si nous avalions moins de calories. L'explication en est assez simple : plus nous mangeons, plus la chaudière que représente notre organisme brûle de combustible, plus nous mettons à contribution le métabolisme de nos cellules qui vieillissent plus vite et plus nous produisons de déchets toxiques (les radicaux libres, encore eux !) qui dénaturent nos tissus organiques.*

La meilleure illustration humaine de ce phénomène est représentée par les nombreux centenaires de l'île d'Okinawa au Japon qui ont une activité physique régulière et qui mangent surtout des aliments végétaux à faible densité calorique : soja et ses dérivés, fruits, légumes, algues et soupes, riz complet, un peu de poisson et de volaille.

L'hérédité semble n'avoir que peu d'incidence sur cette longévité exceptionnelle, car les habitants d'Okinawa partis vivre en Occident, en adoptant le mode alimentaire en usage dans le pays habité, vivent beaucoup moins longtemps et en moins bonne santé que leurs compatriotes restés au pays.

CONTRÔLER LA SENSATION DE FAIM

Les plantes à gomme, mucilages ou alginates seront vos alliées pour réguler votre poids.

Ces substances retiennent l'eau en formant un gel dans l'estomac qui calme rapidement la sensation de faim. Elles améliorent en outre le transit intestinal. Parmi elles, choisissez la gomme guar, les graines de psyllium ou d'ispaghul (mucilages).

LES CONSEILS DU PHYTOTHÉRAPEUTE

LES PLANTES POUR RÉGULER LE POIDS

Les plantes employées vont chercher à contrer la baisse des dépenses caloriques et la sensation de faim. Selon vos besoins, choisissez une plante parmi celles qui sont proposées ci-dessous. Il est possible d'associer des plantes choisies dans les différentes rubriques.
Pour les durées et les modes d'utilisation, reportez-vous aux pages indiquées du cahier des plantes.

> **Pour augmenter les dépenses énergétiques ou diminuer le stockage des graisses :**
- **thé vert** *(p. 76)*,
- **ou guarana** *(p. 83)*.

> **Pour diminuer la résistance à l'insuline :**
- **ginseng** *(p. 60)*,
- **ou ail** *(p. 50)*,
- **ou soja** *(p. 74)*,
- **ou olivier** *(p. 84)*.

> **Pour favoriser le drainage rénal :**
- **artichaut** *(p. 78)*,
- **ou bouleau** *(p. 80)*,
- **ou pissenlit** *(p. 85)*.

L'AROMATHÉRAPIE

Par voie interne

L'aromathérapie complétera avantageusement l'action de ces premières plantes mais n'est pas obligatoire.
En cure de 10 jours au maximum, 1 fois par mois pendant 3 mois, à renouveler 2 fois par an.

Essence de zeste de citron *(Citrus limonum)*, 2 gouttes
+
Essence de zeste de mandarine *(Citrus reticulata)*, 2 gouttes

Diluez ce mélange dans 1 cuillerée à café d'huile d'olive, à prendre 3 fois par jour.

Indication : *drainage en complément de l'amaigrissement.*

Contre-indications : *femmes enceintes ou allaitant, enfants de moins de 6 ans.*
Pas d'utilisation prolongée sans avis d'un phyto-aromathérapeute.

LA GEMMOTHÉRAPIE

Elle s'utilise en complément des plantes proposées en phytothérapie classique.
À prendre pendant 1 mois, puis en cures discontinues de 20 jours par mois pendant 3 mois si besoin est.

Noisetier *(Corylus avellana)* bourgeons frais en macérat glycériné 1D :

50 gouttes par jour le matin (ou macérat-mère : 5 gouttes par jour le matin).

et

Châtaignier *(Castanea sativa)* bourgeons frais en macérat glycériné 1D :

50 gouttes par jour le matin (ou macérat-mère : 5 gouttes par jour le matin).

et

Bouleau pubescent *(Betula pubescens)* chatons (fleurs mâles) en macérat glycériné 1D :

50 gouttes par jour le soir (ou macérat-mère : 5 gouttes par jour le soir).

LES PLUS POUR STABILISER SON POIDS

- *Définissez un rythme régulier pour les repas et essayez de le maintenir.*
- *Mâchez correctement et longtemps avant d'avaler.*
- *Buvez entre 1 et 2 litres d'eau par jour.*
- *Ne renoncez pas aux repas d'amis et de fêtes, mais sélectionnez les plats et prenez de petites portions.*
- *Faites au moins 1 heure de marche rapide par jour : vous augmenterez ainsi vos dépenses caloriques en préservant votre masse musculaire.*

RELANCER LE TRANSIT INTESTINAL

Avec l'âge et indépendamment de toute pathologie digestive, des troubles du transit (paresse intestinale ou constipation, ballonnements...) peuvent apparaître, affectant en partie la fonction de drainage et d'assimilation que réalisent les intestins. L'aromathérapie et certaines plantes sont à notre disposition pour relancer cet organe d'élimination et rééquilibrer l'indispensable microflore qu'il héberge.

LES BONS CHOIX ALIMENTAIRES

Les aliments à privilégier pour favoriser la recolonisation de l'intestin sont les végétaux qui apportent des fibres solubles nécessaires à ces bactéries, mais non digestibles par nos enzymes : artichaut, topinambour, ail, échalote, oignon, ciboulette, asperge, salsifis, poireau, chicorée, salade, pissenlit, soja, tomate, banane, pomme, seigle, orge, froment...

Le tube digestif n'est pas seulement un réceptacle à nourriture ou l'organe de fabrication des matières fécales. C'est d'abord notre plus grande surface d'échange avec l'extérieur – équivalente à celle d'un terrain de tennis ! À l'intérieur de nos intestins cohabitent en parfaite harmonie des espèces bactériennes longtemps négligées, mais dont l'équilibre est primordial. Dans l'épaisseur des parois de ce tube digestif, veille un important système de garde immunitaire à l'affût des intrusions étrangères intempestives comme les produits de la digestion, certains virus ou bactéries... De plus en plus d'études scientifiques établissent des relations étroites entre nos nombreuses maladies de civilisation et la perturbation de ces systèmes.

L'intégrité de la paroi et une flore équilibrée conditionnent une digestion et un transit normaux mais surtout une santé optimale.

Comment rééquilibrer le transit intestinal ?

Dans un premier temps, il est souhaitable de procéder à un « réensemencement » du tube digestif, avec l'aide de probiotiques. Il s'agit de bactéries vivantes (lactobacilles, bifidobactéries...) spécialement sélectionnées pour recoloniser l'appareil digestif.

Elles sont conditionnées en général en capsules ou en poudre, et sont en vente libre comme complément alimentaire en pharmacies, magasins et laboratoires spécialisés.

LE SAVEZ-VOUS ?

LA MICROFLORE INTESTINALE

Ces bactéries utiles, présentes dans notre tube digestif, représentent environ 500 espèces différentes, et sont 10 fois plus nombreuses que les cellules de notre propre organisme. Elles fabriquent pour nous des antibiotiques et certaines vitamines, nous protègent des agressions extérieures, participent à la digestion et à la détoxication de certaines substances et enfin possèdent une action immunostimulante majeure. Une alimentation déséquilibrée, des médicaments (antibiotiques...), l'exposition à des toxiques environnementaux sont autant de facteurs qui concourent à rompre l'équilibre fragile de cette flore.

LES PLUS POUR FACILITER LE TRANSIT

- *Buvez 1 à 2 litres d'eau par jour au minimum.*
- *Pratiquez un exercice physique journalier.*
- *Mangez chaque jour des fruits et légumes riches en fibres (au moins 5 au total, 1 fruit à chaque repas et 1 légume le midi et le soir).*
- *Provoquez le passage à la selle en buvant un grand verre d'eau fraîche.*
- *Massez le ventre en profondeur dans le sens des aiguilles d'une montre.*

LES CONSEILS DU PHYTOTHÉRAPEUTE

LES PLANTES DES TROUBLES DIGESTIFS

Selon vos besoins, choisissez une plante parmi celles qui sont proposées ci-dessous. Pour les durées et les modes d'utilisation, reportez-vous aux pages indiquées du cahier des plantes.

> **En cas de flatulence, ballonnements, lenteur digestive :**

- chicorée *(p. 80)*,
- aloès *(p. 52)*,
- chardon-Marie *(p. 56)*,
- romarin *(p. 72)*,
- pissenlit *(p. 85)*.

D'AUTRES PLANTES POSSIBLES

Les plantes à gomme, mucilages ou alginates améliorent le transit intestinal et aident à lutter contre la constipation. Parmi elles, choisissez la gomme guar, les graines de psyllium ou d'ispaghul (mucilages).

LA GEMMOTHÉRAPIE

Elle peut s'utiliser en complément des plantes proposées en phytothérapie classique. À prendre pendant 1 mois, puis en cures discontinues de 20 jours par mois pendant 3 mois si besoin est.

> **Pour équilibrer la flore intestinale :**
Noyer *(Juglans regia)* bourgeons frais en macérat glycériné 1D :

100 gouttes par jour le matin (ou macérat-mère : 10 gouttes par jour le matin).

> **Pour relancer un transit paresseux :**
Airelle *(Vaccinium vitis-idaea)* jeunes pousses fraîches en macérat glycériné 1D :

100 gouttes par jour le matin (ou macérat-mère : 10 gouttes par jour le matin).

L'AROMATHÉRAPIE

Par voie interne

L'aromathérapie complétera avantageusement l'action de ces premières plantes mais n'est pas obligatoire.
En cure de 10 jours au maximum, 1 fois par mois pendant 3 mois, à renouveler 2 fois par an.

> **Pour équilibrer la flore intestinale :**
HE de giroflier *(Syzygium aromaticum)* +
HE de litsée citronnée *(Litsea citrata)* +
HE de basilic *(Ocimum basilicum)* +
HE de menthe poivrée *(Mentha x piperita)* +
HE de menthe citronnée *(Mentha x citrata)*

Mélangez 1 goutte de chaque huile essentielle (HE) dans 1 cuillerée à café d'huile d'olive, à prendre matin, midi et soir, juste avant les repas.

Indications : *écologie intestinale, action antifongique.*

Contre-indications : *grossesse et allaitement, enfants.*

> **Pour relancer un transit paresseux :**
HE d'estragon *(Artemisia dracunculus)*

Mettez 2 gouttes dans 1 cuillerée à café d'huile d'olive, à prendre 2 fois par jour.

Contre-indications : *grossesse et allaitement, enfants de moins de 6 ans. Pas d'utilisation prolongée sans avis d'un phyto-aromathérapeute.*

HALTE À LA DÉROUTE DES HORMONES !

En prenant de l'âge, indépendamment de toute maladie, nos glandes vieillissent et sécrètent de moins en moins d'hormones. À partir de la soixantaine, c'est même souvent une véritable « Berezina » hormonale qui s'installe. Certaines plantes peuvent pallier ce phénomène.

Outre les hormones sexuelles, et quel que soit le sexe, les hormones des glandes surrénales (cortisol, DHEA...), l'hormone de croissance, la mélatonine et les hormones thyroïdiennes déclinent aussi significativement après 60 ans.

Mais pour l'homme et la femme, les conséquences de ce défaut de production d'hormones ne s'arrêtent pas au seul problème de la procréation. S'ensuit en effet l'apparition d'un cortège de troubles à des degrés divers :

– des troubles de l'humeur avec irritabilité et perte de la volonté ;
– des troubles de la concentration et de la mémorisation ;
– des troubles fonctionnels avec perte du tonus, fatigue, bouffées de chaleur ;
– des troubles du poids avec perte de la masse et de la force musculaires, s'accompagnant d'une augmentation de la masse grasse abdominale ;
– des troubles de la libido ;
– des troubles de la minéralisation des os ;
– des troubles du métabolisme des graisses et du sucre sanguins ;
– des troubles de certains organes sensibles aux hormones (peau, muqueuses, seins, prostate...).

Rappelons bien sûr que le diagnostic de ces insuffisances hormonales doit être posé par un médecin.

ATTENTION !

LE TRAITEMENT HORMONAL SUBSTITUTIF DE LA MÉNOPAUSE (THS)

Des études internationales et françaises ont récemment mis en cause le traitement hormonal médicamenteux classique, en montrant un risque de cancer du sein augmenté pour les femmes ménopausées ayant opté pour ce traitement. En attendant des études qui pourraient nous rassurer sur l'utilisation des hormones de synthèse au cours de la ménopause, votre médecin peut vous proposer des plantes riches en isoflavones comme le soja, dont la structure est proche de celle des œstrogènes féminins. Les bénéfices de ces plantes nécessitent des études complémentaires, bien que certains essais cliniques confirment déjà tout leur intérêt, par exemple sur les bouffées de chaleur. On ne connaît pas d'équivalent similaire pour la progestérone dans le monde végétal, et la phytothérapie, plus empirique dans ce cas, propose plutôt des plantes réputées traditionnellement efficaces pour pallier le déficit en progestérone. Le phytothérapeute les associera systématiquement aux plantes contenant des phyto-œstrogènes, pour calquer au mieux le cycle naturel.

Le déclin des hormones sexuelles

Pour la femme, la ménopause est la manifestation de l'arrêt relativement rapide de la production d'hormones sexuelles (œstrogènes et progestérone) avec la disparition de la capacité de reproduction.

Chez l'homme, la testostérone connaît une diminution de production progressive, ce qui lui permet de conserver sa capacité de reproduction jusqu'à un âge avancé. On ne doit donc pas parler d'andropause, mais plutôt de déficit androgénique lié à l'âge (DALA).

L'activité des glandes surrénales

En dehors de l'insuffisance surrénale aiguë ou chronique, pathologies potentiellement graves, peut apparaître avec le temps une discrète atteinte de la production de cette glande dans certaines de ses fonctions usuelles. Cela se traduit par un déséquilibre du contrôle de la réaction inflammatoire, par une mauvaise adaptation au stress psychologique et parfois par certains troubles de la libido.

La glande thyroïde

La glande thyroïde est le chef d'orchestre de notre activité métabolique. Elle peut accélérer ou freiner certaines grandes fonctions de notre organisme (température, transit, rythme cardiaque, humeur...). Elle fabrique principalement ses hormones à partir de l'iode apporté par l'alimentation (algues marines, morue, hareng, crustacés, haricots verts, laitages...).

Mais il existe des aliments d'origine végétale qui peuvent freiner la fabrication des hormones thyroïdiennes, leurs constituants entrant en compétition avec l'iode utilisé par la thyroïde. Ce sont par exemple le chou-fleur, le brocoli, le navet, la moutarde, le colza, le soja, pour les plus connus. Quand le médecin diagnostique une thyroïde paresseuse ou inefficace (hypothyroïdie), on évitera de les consommer en trop grande quantité, ou alors bien cuits pour neutraliser les substances qui interagissent avec l'iode. D'autres plantes sont cependant susceptibles de freiner ou dérégler la fonction thyroïdienne et sont aussi à éviter par principe dans ce cas : la mélisse, le thym, le romarin, la marjolaine, le cajeput, le cumin...

La production de mélatonine

La mélatonine synchronise nos rythmes biologiques internes imposés par l'alternance jour/nuit. Elle régularise le sommeil de façon certaine, mais interviendrait aussi dans le ralentissement du vieillissement et aurait des propriétés anticancéreuses qui restent à démontrer.

LE SAVEZ-VOUS ?

LE DÉFICIT ANDROGÉNIQUE LIÉ À L'ÂGE

Un déficit en testostérone peut induire des troubles de la libido, participe au relâchement de la peau et à la perte de la masse musculaire (avec diminution de la force et de l'endurance), contribue à la perte de la masse osseuse, augmente notre propension à stocker de la masse grasse, peut influencer notre humeur (moins de volonté, déprime), augmente la fatigabilité et le manque de tonus, et enfin pourrait augmenter le risque de maladies cardio-vasculaires.

ATTENTION !

À SAVOIR SUR LE YAM

*Le yam (*Dioscorea villosa*), sorte de patate douce du Mexique, fait l'objet de fausses affirmations. Contrairement à ce qui est souvent avancé, il ne se transforme ni en progestérone naturelle, ni en DHEA quand on l'ingère. En revanche, c'est une source non négligeable d'une substance appelée diosgénine que l'on transforme facilement et à peu de frais, en laboratoire, en progestérone naturelle ou en DHEA. La diosgénine, présente aussi dans le soja, sert d'ailleurs de base à la fabrication des progestatifs (progestérone de synthèse). À noter qu'il existe à l'étranger des crèmes à base de progestérone dite « naturelle » issue de la diosgénine de yam et de soja extraite en laboratoire, et qui montrent une certaine efficacité dans les insuffisances en progestérone de tout type. La diosgénine est quasiment identique sur le plan moléculaire à la progestérone naturelle produite par notre organisme, et semble dénuée des effets secondaires négatifs propres aux progestatifs de synthèse. Son utilisation reste à valider.*

LE SAVEZ-VOUS ?

DOPER SON TAUX DE MÉLATONINE

La mélatonine est synthétisée dans notre corps à partir de la sérotonine, elle-même fabriquée à partir du tryptophane, un acide aminé que l'on retrouve principalement dans certains aliments végétaux : la spiruline, les graines de soja, les graines de citrouille, le tofu, les amandes, la levure de bière. Le tryptophane est également présent dans certains produits d'origine animale, en particulier dans le poulet, notamment son foie, et la dinde, à choisir de préférence de qualité biologique.

La méditation et l'obscurité complète augmentent le taux de mélatonine dans le sang.

LES CONSEILS DU PHYTOTHÉRAPEUTE

LES PLANTES POUR PALLIER LE DÉFICIT DES HORMONES SEXUELLES

Selon vos besoins, choisissez une plante parmi celles qui sont proposées ci-dessous. Pour les troubles de la ménopause, il est conseillé d'associer une plante à visée œstrogénique et une plante dite progestagène. Pour les durées et les modes d'utilisation, reportez-vous aux pages indiquées du cahier des plantes.

> **Déficit en œstrogènes à la ménopause :**
- **soja** *(p. 74)*,
- **cimicifuga** *(p. 81)*.

> **Déficit en progestérone à la ménopause :**
- **gattilier** *(p. 82)*,
- **thym** *(p. 86)*.

> **Déficit en testostérone chez l'homme :**

Ces plantes s'utilisent en association.
- **ortie** *(p. 66)*,
- **passiflore** *(p. 68)*.

LA GEMMOTHÉRAPIE

Elle peut s'utiliser en complément des plantes proposées en phytothérapie classique. À prendre pendant 1 mois, puis en cures discontinues de 20 jours par mois pendant 3 mois si besoin est.

Framboisier *(Rubus idaeus)*
jeunes pousses fraîches
en macérat glycériné 1D :

50 gouttes par jour le matin (ou macérat-mère : 5 gouttes par jour le matin).

et

Airelle *(Vaccinium vitis-idaea)*
jeunes pousses fraîches
en macérat glycériné 1D :

50 gouttes par jour le matin (ou macérat-mère : 5 gouttes par jour le matin).

L'AROMATHÉRAPIE

Par voie interne

L'aromathérapie complétera l'action de ces premières plantes mais n'est pas obligatoire. En cure de 10 jours au maximum, 1 fois par mois pendant 3 mois, à renouveler 2 fois par an. Ces huiles essentielles (HE) s'utilisent en mélange.

HE de niaouli *(Melaleuca quinquenervia)*
chémotype cinéole

+

HE de menthe poivrée
(Mentha x piperita)

Mettez 1 goutte de chacune de ces huiles essentielles dans 1 cuillerée à café d'huile d'olive, à prendre 2 fois par jour.

Contre-indications : *grossesse et allaitement, enfant de moins de 6 ans. Pas d'utilisation prolongée sans avis d'un phyto-aromathérapeute.*

LES CONSEILS DU PHYTOTHÉRAPEUTE

LES PLANTES POUR PALLIER LA BAISSE D'ACTIVITÉ DES GLANDES SURRÉNALES

> **Pour l'inflammation chronique :**
- cassis *(p. 54)*,
- et/ou ginseng *(p. 60)*.

> **Pour l'adaptation au stress et les troubles de la libido :**
- ginseng et/ou éleuthérocoque *(p. 60)*.

LA GEMMOTHÉRAPIE

Elle s'utilise à la place des plantes proposées en phytothérapie classique. À prendre pendant 1 mois, puis en cures discontinues de 20 jours par mois pendant 3 mois si besoin est.

Chêne *(Quercus robur)* bourgeons frais en macérat glycériné 1D :

50 gouttes par jour le matin (ou macérat-mère : 5 gouttes par jour le matin).

et

Cassis *(Ribes nigrum)* bourgeons frais en macérat glycériné 1D :

50 gouttes par jour le matin (ou macérat-mère : 5 gouttes par jour le matin).

L'AROMATHÉRAPIE

En application locale

L'aromathérapie complétera avantageusement l'action de ces premières plantes mais n'est pas obligatoire. En cure de 10 jours au maximum, 1 fois par mois pendant 3 mois, à renouveler 2 fois par an. Ces huiles essentielles (HE) s'utilisent en mélange.

HE de basilic commun *(Ocimum basilicum)*, 1 goutte

+

HE de pin sylvestre *(Pinus sylvestris)*, 1 goutte

+

HE d'épinette noire *(Picea mariana)*, 1 goutte

+

HE de lédon du Groenland *(Ledum groenlandicum)*, 1 goutte

Diluez ce mélange dans 10 gouttes d'huile végétale (par exemple de l'huile d'amande douce), au moment de l'utilisation. Appliquez 2 fois par jour 4 gouttes de l'huile obtenue sur les reins (région lombaire) et massez jusqu'à pénétration.

LE SAVEZ-VOUS ?
NOIX ET HORMONE DE CROISSANCE

L'arginine est un acide aminé qui participe au bon fonctionnement de la sécrétion de l'hormone de croissance. Les noix contiennent beaucoup d'arginine et sont donc particulièrement préconisées pour relancer la production de cette hormone qui, déficitaire, favorise le déclin de la force et de la masse musculaire, l'augmentation de la masse grasse et l'ostéoporose.

LES CONSEILS DU PHYTOTHÉRAPEUTE

LES PLANTES POUR PALLIER LA BAISSE D'ACTIVITÉ DE LA GLANDE THYROÏDE

Le médecin pourra prescrire le fucus (pas d'automédication, car il existe un risque de surdosage en iode).

L'AROMATHÉRAPIE

Par voie interne

L'aromathérapie complétera l'action du fucus mais n'est pas obligatoire.
En cure de 10 jours au maximum, 1 fois par mois pendant 3 mois, à renouveler 2 fois par an.
Ces huiles essentielles (HE) s'utilisent en mélange.

HE de myrte *(Myrtus communis)* chémotype cinéole

\+

HE de giroflier *(Syzygium aromaticum)*

Mettez 1 goutte de chaque huile dans 1 cuillerée à café d'huile d'olive, à prendre 2 fois par jour.

Indication : *relance l'activité thyroïdienne.*

Contre-indications : *grossesse et allaitement, enfants de moins de 6 ans. Pas d'utilisation prolongée sans avis d'un phyto-aromathérapeute.*

LA GEMMOTHÉRAPIE

Elle peut s'utiliser en plus du fucus conseillé par un médecin. À prendre pendant 1 mois, puis en cures discontinues de 20 jours par mois pendant 3 mois si besoin est.

Bouleau pubescent *(Betula pubescens)* chatons (fleurs mâles) en macérat glycériné 1D :

50 gouttes par jour le matin (ou macérat-mère : 5 gouttes par jour le matin).

et

Amandier *(Prunus amygdalus)*
bourgeons frais en macérat glycériné 1D :

50 gouttes par jour le matin (ou macérat-mère : 5 gouttes par jour le matin).

LES PLANTES STIMULANT LA PRODUCTION DE MÉLATONINE

Certains phytothérapeutes utilisent des extraits de bergamote, de figuier, d'aneth et d'orange amère pour leur teneur en 5 MOP, substance naturelle réputée stimulante de la production de mélatonine. Ces plantes agiraient sur certains troubles du sommeil et de l'humeur régulés habituellement par la mélatonine.

LA GEMMOTHÉRAPIE

Elle peut s'utiliser avec les plantes proposées en phytothérapie classique.
À prendre pendant 1 mois, puis en cures discontinues de 20 jours par mois pendant 3 mois si besoin est.

Figuier *(Ficus carica)*
bourgeons frais en macérat glycériné 1D :

50 gouttes par jour le soir
(ou macérat-mère 5 gouttes par jour le soir).

AU DIABLE L'ARTHROSE !

L'arthrose dépend de phénomènes multifactoriels dans lesquels le vieillissement joue un rôle important. Le vieillissement de l'articulation peut exister sans arthrose, mais, à l'inverse, l'arthrose survient rarement chez un sujet jeune sauf dans des conditions particulières. Certaines plantes seront efficaces sur les symptômes de cette maladie, d'autres agiront sur la structure de l'articulation.

Arthrose et ostéo-arthrite représentent la même pathologie, mais par extension le terme d'arthrite est aussi utilisé pour désigner beaucoup d'autres maladies articulaires qui ont en commun la douleur et l'inflammation ; nous n'aborderons ici que l'inflammation contemporaine du vieillissement articulaire, rencontrée dans l'arthrose.

Qu'est-ce que l'arthrose exactement ?

Le rôle du cartilage est de transmettre et d'amortir les sollicitations mécaniques des mouvements du corps en permettant le glissement des pièces articulaires. L'arthrose est un processus dégénératif qui s'explique au niveau cellulaire par :

- une diminution du nombre des cellules du cartilage sans renouvellement ;
- une déshydratation du tissu articulaire ;
- une diminution de la qualité des cellules du cartilage qui produisent moins de fibres de collagène.

Comment se révèle l'arthrose ?

Classiquement, on peut ressentir une sensation de dérouillage articulaire (surtout matinal), des craquements et des douleurs articulaires au mouvement (ou au repos en phase inflammatoire). L'arthrose se traduit visuellement et radiologiquement par des modifications de l'aspect de l'articulation et de la structure de l'os qui la supporte, avec dans l'ordre d'apparition :

- une érosion et un pincement articulaire ;
- de petits trous dans l'os en regard du cartilage : les géodes ;
- des excroissances osseuses jouxtant l'articulation : les ostéophytes (par exemple, des becs de perroquet) ;
- des modifications de la structure de l'enveloppe de l'articulation (sclérose et inflammation de la synovie) ;

LES PLUS POUR PRÉVENIR L'ARTHROSE

- *Augmentez les apports en oméga-3 en consommant les poissons gras des mers froides ou sous forme de complément alimentaire : les acides gras poly-insaturés de cette famille font partie de la structure des membranes cellulaires dont ils assurent la fluidité et la stabilité. Ils participent ainsi à la souplesse de toutes les articulations ; ils possèdent de plus une action anti-inflammatoire reconnue.*
- *Ayez une activité physique adaptée.*
- *Favorisez le repos articulaire et la relaxation musculaire en cas de poussées inflammatoires.*
- *Combattez le surpoids.*

– des corps étrangers intra-articulaires (ostéochondromatose).
Une maladie douloureuse et inflammatoire de l'articulation peut s'installer à ces différents stades.

Les facteurs favorisants et déclenchants sont liés à la génétique, l'âge et l'environnement de la personne (activité physique, alimentation...). On ne peut pas pour l'instant modifier la génétique ni l'âge des gens, mais il est possible de jouer sur leur environnement. Ainsi, une activité physique adaptée et une alimentation optimisée peuvent être proposées avec profit.

LES SPORTS CONSEILLÉS EN CAS D'ARTHROSE

Il est aujourd'hui reconnu qu'une activité physique régulière et non traumatisante peut avoir un effet bénéfique sur l'arthrose (à pratiquer après un échauffement, sans effort excessif sur l'articulation et en dehors de poussées inflammatoires).
Voici une liste de sports recommandés en cas d'arthrose :

- *La marche, la randonnée.*
- *Le cyclisme.*
- *La natation sauf la brasse.*
- *L'aquagym et la gymnastique douce.*
- *La musculation douce.*
- *Le stretching ou séance d'étirements.*
- *L'aviron.*
- *Le golf.*
- *La voile.*
- *La plongée sous-marine.*
- *Le ski de fond.*

Les autres sports sont à envisager avec votre médecin en fonction de votre degré d'arthrose et de votre niveau sportif. Attention, les sports à pivot-contact, tels que le rugby ou le football, sont à éviter.

TRAITEMENT LOCAL EN CAS DE POUSSÉE ARTICULAIRE DOULOUREUSE

Massage à base d'arnica
(Arnica montana)
L'arnica en massage sous forme de gel est efficace dans les manifestations articulaires douloureuses ou avec gonflement (œdème).

Cataplasme de feuilles de chou
(Brassica oleracea, *Brassicacées*)
Faites cuire 3 feuilles de chou pendant 10 minutes dans un peu d'eau. Égouttez et placez cette préparation dans une compresse ou un linge propre assez fin. Appliquez bien chaud sur la zone concernée pendant au moins 2 heures.

LE SAVEZ-VOUS ?
LES COMPLÉMENTS ALIMENTAIRES

Certains composants de la matrice cartilagineuse sont maintenant proposés en complément alimentaire. Ce sont des compléments à base de chondroïtine et de glucosamine qui interviennent dans le rétablissement des fonctions articulaires et dans la conservation des tissus conjonctifs.
Le cuivre (Cu) en oligo-élément a montré son intérêt dans l'arthrose du genou.

LES CONSEILS DU PHYTOTHÉRAPEUTE

LES PLANTES POUR LES ARTICULATIONS

Pour prévenir l'arthrose et les poussées d'arthrite, les plantes suivantes peuvent être associées. Limitez-vous à 3, en choisissant au moins une plante de chacun des deux groupes (par exemple, harpagophyton + soja). Pour les durées et les modes d'utilisation, reportez-vous aux pages indiquées du cahier des plantes.

> **Pour calmer la douleur articulaire :**
- **harpagophyton** *(p. 83)*,
- **cassis** *(p. 54)*,
- **cimicifuga** *(p. 81)*,
- **frêne** *(p. 81)*,
- **romarin** *(p. 72)*,
- **olivier** *(p. 84)*.

> **Pour renforcer la structure du cartilage :**
- **soja** *(p. 74)*,
- **ortie** *(p. 66)*,
- **prêle** *(p. 70)*.

LA GEMMOTHÉRAPIE

Elle s'utilise à la place des plantes proposées en phytothérapie classique. À prendre pendant 1 mois, puis en cures discontinues de 20 jours par mois pendant 3 mois.

Bouleau pubescent *(Betula pubescens)* fleurs mâles *(chatons)* en macérat glycériné 1D :

50 gouttes par jour le matin (ou macérat-mère : 5 gouttes par jour le matin).

et

Églantier *(Rosa canina)* jeunes pousses fraîches en macérat glycériné 1D :

50 gouttes par jour le matin (ou macérat-mère : 5 gouttes par jour le matin).

et

Pin *(Pinus montana)* bourgeons frais en macérat glycériné 1D :

50 gouttes par jour le soir (ou macérat-mère : 5 gouttes par jour le soir).

L'AROMATHÉRAPIE

En massage

L'aromathérapie complétera avantageusement l'action de ces premières plantes mais n'est pas obligatoire. En cure de 10 jours, 1 fois par mois pendant 3 mois, à renouveler 2 fois par an. Ces huiles essentielles (HE) s'utilisent en mélange.

HE de wintergreen [appelée aussi gaulthérie] *(Gaultheria procumbens)*, 2 gouttes

+

HE de lavandin *(Lavandula x burnatii)* chémotype super, 2 gouttes

+

HE de menthe poivrée *(Mentha x piperita)*, 2 gouttes

Diluez ce mélange dans 10 gouttes d'huile végétale (par exemple de l'huile d'amande douce), au moment de l'utilisation.

Appliquez 2 ou 3 fois par jour 4 gouttes de l'huile obtenue sur l'articulation concernée et massez jusqu'à pénétration.

OSTÉOPOROSE : NE PAS CÉDER DE TERRAIN

L'ostéoporose est une maladie du squelette correspondant à l'altération de la structure de l'os avec amenuisement de la trame osseuse. De nombreux facteurs sont responsables de cette fragilité, mais la nutrition et les plantes seront des alliées incontournables dans la prise en charge de celle-ci.

L'os et l'ostéoporose

L'os est un tissu conjonctif composé de l'assemblage très structuré de fibres organiques de collagène à un minéral, du calcium cristallisé. Cet ensemble forme une matrice dure, calcifiée, qui peut répondre à d'importantes sollicitations mécaniques. Mais pour autant, l'os n'est pas figé, c'est un tissu vivant, siège d'un remodelage permanent. Il règne un certain équilibre entre destruction et reconstruction de l'os. L'intensité de ce remodelage osseux ne doit être ni trop faible, ni trop importante, car sinon la résistance osseuse diminuera avec un risque accru de fracture.

LES BONS CHOIX ALIMENTAIRES

Pour minéraliser l'os, il est indispensable d'assurer un apport minimal de calcium, de vitamines D, A, K et de magnésium.

Les sources végétales riches en calcium : *soja, oléagineux, légumineuses, noix, persil, pissenlit, cresson, épinards, fenouil, brocolis, haricots verts, choux verts, rhubarbe, cassis, oranges, groseilles, mûres, châtaignes, kiwis...*

Les sources végétales riches en vitamine K : *légumes vert foncé, algues, épinards, brocolis, choux de Bruxelles...*

Les sources végétales riches en bêta-carotène (se transformant en vitamine A dans l'organisme) : *carottes, abricots, mangues, légumes vert foncé, patates douces, persil...*

Les sources végétales riches en magnésium : *légumineuses, fruits et légumes secs, noix, germes de blé, avocats, brocolis, légumes à feuilles foncées...*

Les sources végétales riches en vitamine D : *germes de blé, huiles végétales, nombreux végétaux verts frais...*

Rappelons que l'exposition au soleil permet de fabriquer de la vitamine D à partir de la peau en satisfaisant une grande partie des besoins, et que la meilleure source alimentaire reste animale (saumon, maquereau, huile de foie de morue, œuf, foie...).

Qu'est-ce que l'ostéoporose ?

L'ostéoporose est définie par l'OMS (Organisation mondiale de la santé) par :
- une masse osseuse basse ;
- des modifications de la microstructure de l'os ;
- une atteinte diffuse du squelette ;
- un risque accru de fracture, facteur de gravité de l'ostéoporose.

Contrairement à ce que l'on a pensé pendant longtemps, la seule diminution de la masse osseuse ne permet pas d'expliquer la survenue de toutes les fractures ; des facteurs de risque sont aussi à prendre en considération comme l'âge et les antécédents de fractures, notamment.

Peut-on prévenir l'ostéoporose ?

Une bonne partie de notre densité minérale dépend de ce que nous avons acquis au cours de notre vie. La minéralisation de l'os correspond en effet à l'intégration du calcium au cours du temps dans la matrice osseuse constituée par les fibres de collagène. Cette opération progressive comprend deux phases :

– une première d'une centaine de jours correspondant à 70 % de la minéralisation de l'os ;

– une seconde, lente, de 20 à 30 ans.

Indépendamment de toute hérédité, les personnes qui ont le plus densifié leurs os sont celles qui ont eu dans leur jeunesse **une activité physique régulière, sportive ou non**. L'activité physique régulière nous protège non seulement de la perte inéluctable de la masse musculaire facteur d'ostéoporose, mais de l'ostéoporose elle-même.

ATTENTION

LE LAIT EST-IL VRAIMENT BÉNÉFIQUE ?

Certains auteurs n'hésitent pas à dire que l'utilisation excessive de produits laitiers nuit à l'os. Le calcium des produits laitiers serait moins bien absorbé que celui provenant des végétaux, et leur composition particulière favoriserait plutôt une déminéralisation de l'os avec une véritable fuite de calcium. Des études montrent d'ailleurs que les pays les plus gros consommateurs de produits laitiers présentent un taux plus élevé de fractures du col du fémur et d'ostéoporose.

LE SAVEZ-VOUS ?

LES FACTEURS DE RISQUE DE L'OSTÉOPOROSE

L'ostéoporose peut être favorisée par :

– un poids faible avec un IMC inférieur à 19 (l'IMC ou indice de masse corporelle est égal au poids en kilos, divisé par la taille en mètre, au carré) ;

– une ménopause précoce avant 40 ans ;

– un déficit en œstrogènes et progestérone ;

– des antécédents familiaux d'ostéoporose ;

– une exposition limitée à la lumière ;

– certaines maladies (des glandes parathyroïdes et thyroïde, par exemple) ;

– une consommation excessive de boissons riches en caféine ;

– l'appartenance à la race blanche ou asiatique ;

– une immobilisation prolongée ;

– la consommation régulière d'alcool et/ou de tabac ;

– une alimentation pauvre en vitamine D et calcium ;

– la dénutrition ou la malnutrition ;

– la prise prolongée de « cortisone » (corticoïdes) ;

– un risque accru de chute par une perte de la masse et donc de la force musculaire ou à cause d'une mauvaise vue ou de traitements médicamenteux donnés pour les troubles du sommeil.

LES CONSEILS DU PHYTOTHÉRAPEUTE

LES PLANTES CONTRE L'OSTÉOPOROSE

Le thé et le soja peuvent être apportés par l'alimentation. Les autres plantes peuvent toutes être associées pour agir à différents niveaux. Pour les durées et les modes d'utilisation, reportez-vous aux pages indiquées du cahier des plantes.

- **thé noir :** action préventive et stabilisatrice des flavonoïdes *(p. 76)*,
- **soja :** action protectrice des phyto-œstrogènes *(p. 74)*,
- **prêle :** action de la silice sur la matrice minérale *(p. 70)*,
- **hydrocotyle :** action sur la matrice organique de l'os *(p. 62)*,
- **ortie:** reminéralisante *(p. 66)*.

LA GEMMOTHÉRAPIE

Elle peut s'utiliser en complément des plantes proposées en phytothérapie classique.
À prendre pendant 1 mois, puis en cures discontinues de 20 jours par mois pendant 3 mois si besoin est.

Ronce *(Rubus fructicosus)*
bourgeons en macérat glycériné 1D :

50 gouttes par jour le matin (ou extrait de bourgeons en macérat-mère : 5 gouttes par jour le matin).

et

Bouleau pubescent *(Betula pubescens)*
bourgeons en macérat glycériné 1D :

50 gouttes par jour le matin (ou extrait de bourgeons en macérat-mère : 5 gouttes par jour le matin).

et

Séquoia *(Sequoiadendron giganteum)* jeunes pousses fraîches en macérat glycériné 1D :

50 gouttes par jour le soir (ou macérat-mère : 5 gouttes par jour le soir).

LES PLUS POUR PRÉVENIR LES COMPLICATIONS DE L'OSTÉOPOROSE

- *Prévenez les chutes en réorganisant votre intérieur : éliminez les obstacles, les surfaces glissantes...*
- *Respectez une bonne position assise au travail et chez vous.*
- *Conservez une bonne posture du dos surtout pour porter les charges lourdes.*
- *Pratiquez un exercice physique quotidiennement.*

PRÉSERVER SA PEAU DES EFFETS DU TEMPS

Plus ou moins rapidement selon les individus, notre peau se modifie avec le temps qui passe. Elle devient plus fragile, moins élastique et ne joue plus son rôle de protection. Des règles d'hygiène de vie et certaines plantes peuvent freiner ces transformations.

Les causes du vieillissement cutané

Plusieurs mécanismes internes, en partie liés à l'hérédité, interviennent dans le vieillissement de la peau :
– le ralentissement du renouvellement cellulaire qui provoque la formation des rides et des ridules ;
– la dégradation de certains composants de la peau (le collagène et l'élastine notamment) qui induit une perte de fermeté et d'élasticité ;
– la baisse de la circulation sanguine de la peau, responsable d'un manque d'éclat ;
– le dérèglement des cellules pigmentaires avec l'apparition de taches et de défauts de pigmentation de la peau ;
– la diminution en qualité et en quantité des cellules sudoripares et sébacées, entraînant le dessèchement de la peau ;
– la diminution de la production interne de nos hormones (sexuelles, de croissance, thyroïdienne...) qui participent habituellement au renforcement de nos tissus de soutien, comme le tissu conjonctif.

Il en résulte l'apparition progressive de ridules, puis de rides avec un relâchement de la peau soumise à la pesanteur, associée à la formation de taches plus ou moins disgracieuses. La peau devient aussi plus fine et plus fragile, elle perd son élasticité et sa fonction de protection contre les agressions extérieures.

Des phénomènes externes déclenchent ou aggravent ces processus physiologiques, notamment le stress oxydatif.

ASTUCE

Appliquez du jus de citron pressé ou de l'huile essentielle de carotte sur les taches de vieillesse pour les atténuer (ne vous exposez pas au soleil après l'application). Quelques gouttes d'huile d'olive (seule ou associée à d'autres huiles comme l'huile d'argan, par exemple) combattront la sécheresse de la peau due au vieillissement.

Le stress oxydatif

L'oxygène est le carburant de nos cellules et alimente tous nos tissus organiques grâce à notre circulation sanguine, oxygénée par nos poumons. Nos cellules fabriquent de l'énergie à partir des aliments ingérés et de l'oxygène. Les réactions biochimiques cellulaires à base d'oxygène sont vitales, mais produisent aussi des déchets très réactifs appelés

LE SAVEZ-VOUS ?

STRESS OXYDATIF : UN FACTEUR DU VIEILLISSEMENT

Le rôle déterminant du stress oxydatif est désormais retenu dans la genèse du vieillissement, des pathologies dégénératives et des cancers. Cet état de déséquilibre peut être entretenu quand l'alimentation ne contient pas assez d'antioxydants, quand les systèmes de défense antioxydante (enzymes) ne sont plus efficaces ou quand la production de radicaux libres dans notre corps est anormalement élevée.

radicaux libres qui provoquent une corrosion cellulaire et occasionnent des dégâts considérables sur tous les composants de nos cellules (ADN, protéines, membranes...).

La production de radicaux libres par notre organisme augmente encore en cas de maladie, infection, inflammation, activité physique intense, etc. Mais les radicaux libres peuvent aussi être apportés et générés par notre environnement (pollution, alimentation, soleil, tabac...). Quand nos capacités de défenses naturelles, dites antioxydantes, sont dépassées par les attaques des radicaux libres, on parle de stress oxydatif.

En ce qui concerne notre peau, le stress oxydatif est favorisé ou aggravé :

– par l'exposition au soleil ou plus généralement aux rayonnements ultraviolets (UV) qui accélèrent le vieillissement cutané, et ce, dès l'enfance ;

– par l'exposition au tabagisme actif et passif, ou par l'exposition chronique à des polluants environnementaux ;

– par une alimentation pauvre en antioxydants ou une alimentation oxydée (bouteille d'huile éventée, etc.) ;

– en cas de pathologies surajoutées qui peuvent aggraver toutes ces situations (diabète, insuffisance rénale...).

LES PLUS POUR PRÉSERVER ET ENTRETENIR SA PEAU

• Arrêtez le tabac et évitez les atmosphères enfumées.

• Protégez-vous le plus souvent possible du soleil ou des UV.

• Activez la microcirculation sanguine de la peau par des massages et par l'exercice physique.

• Utilisez régulièrement des crèmes hydratantes (pouvant contenir les plantes citées) ; leur action sera renforcée après un gommage.

• Privilégiez un apport conséquent en antioxydants par une alimentation riche en fruits et légumes de saison, ou en complément alimentaire si besoin est.

• Privilégiez un apport minimum en graisses poly-insaturées de type oméga-3 en mangeant régulièrement des petits poissons gras des mers froides, de l'huile de colza, des noix, ou sous forme de complément alimentaire (exempt de métaux lourds et de PCB).

• Évitez les régimes très pauvres en graisses qui privent des molécules servant de base à la fabrication des hormones sexuelles !

LES BONS CHOIX ALIMENTAIRES

Une alimentation variée et équilibrée vous procurera :

– Des vitamines :
les vitamines C, E et A (issue du bêta-carotène, famille des caroténoïdes) sont directement antioxydantes.

– Des oligo-éléments : le zinc et le sélénium participent indirectement à la défense antioxydante ; ils optimisent le fonctionnement de certaines protéines appelées enzymes, spécialisées dans la lutte antioxydante. Il en est de même pour le manganèse et le cuivre.

– Des polyphénols :
cette grande famille comprenant les flavonoïdes, les tanins, les acides phénoliques, les lignanes et les isoflavones piège efficacement les radicaux libres ; les polyphénols sont également de puissants antioxydants et protègent la peau de la dégradation du tissu conjonctif.

***Les sources végétales riches en vitamine C :** les fruits et légumes frais tels que citron, kiwi, orange, pamplemousse, mandarine, papaye, melon, fraise, groseille, légumes à feuilles vertes, poivrons rouges et verts, choux...*

***Les sources végétales riches en vitamine E :** les huiles végétales comme l'huile de germe de blé, l'huile d'olive, de carthame, de sésame, ainsi que les céréales, les oléagineux.*

***Les sources végétales riches en caroténoïdes :** les fruits et légumes jaunes, orange, rouges et vert foncé.*

***Les sources végétales riches en sélénium :** la levure alimentaire, dite levure de bière, les céréales complètes, les oléagineux, les cèpes...*

***Les sources végétales riches en zinc :** les germes de blé, les oléagineux, le tofu, les haricots, les légumes, les céréales complètes...*

***Les sources végétales riches en polyphénols :** la plupart des fruits et légumes, le thé vert, les légumineuses, les légumes secs, les oléagineux...*

LES CONSEILS DU PHYTOTHÉRAPEUTE

LES PLANTES POUR LA PEAU

Le thé en infusion et/ou l'aloès en jus peuvent faire l'objet d'une consommation alimentaire régulière ; les autres plantes leur seront associées en cures. Pour les durées et les modes d'utilisation, reportez-vous aux pages indiquées du cahier des plantes.

- **thé :** action antioxydante des tanins *(p. 76)*,
- **aloès :** action antioxydante, reminéralisante et nutritive générale et locale *(p. 52)*,
- **ginkgo :** action antioxydante et microcirculatoire *(p. 58)*,
- **prêle :** action sur la matrice organique de la peau *(p. 70)*,
- **hydrocotyle :** action sur la matrice organique de la peau *(p. 62)*,
- **calendula :** adoucissant, en usage externe *(p. 86)*.

LA GEMMOTHÉRAPIE

Elle s'utilise à la place des plantes proposées en phytothérapie classique.
À prendre pendant 1 mois, puis en cures discontinues de 20 jours par mois pendant 3 mois si besoin est.

Cèdre du Liban *(Cedrus libani)*
bourgeons en macérat glycériné 1D :

50 gouttes par jour le matin (ou macérat-mère : 5 gouttes par jour le matin).

et

Airelle *(Vaccinium vitis-idaea)*
jeunes pousses fraîches en macérat glycériné 1D :

50 gouttes par jour le matin (ou macérat-mère : 5 gouttes par jour le matin).

L'AROMATHÉRAPIE

En application locale

L'aromathérapie complétera avantageusement l'action de ces premières plantes mais n'est pas obligatoire.
En cure de 10 jours au maximum, 1 fois par mois pendant 3 mois, à renouveler 2 fois par an.
L'action de ces huiles essentielles (HE) sur la peau est tonifiante et régénérante.

HE de céleri *(Apium graveolens)*, 1 goutte
\+
HE de niaouli *(Melaleuca quinquenervia)*, 4 gouttes
\+
HE de ciste ladanifère *(Cistus ladaniferus)*, 1 goutte

Diluez ce mélange dans 10 gouttes d'huile végétale (par exemple de l'huile d'amande douce), au moment de l'utilisation.

Le soir, appliquez 5 gouttes de l'huile obtenue sur la peau et massez jusqu'à pénétration. La peau ne doit pas être exposée au soleil ou aux UV après cette application.

DES CHEVEUX EN PLEINE FORME

Homme ou femme, nos cheveux auront tendance à grisonner ou à blanchir et se feront plus rares avec le temps. Notre hérédité et le déséquilibre hormonal lié à l'âge y seront pour beaucoup, mais l'entretien capillaire, notre alimentation et notre mode de vie auront un impact déterminant sur la rapidité et l'intensité de ces processus. Certaines plantes ont par ailleurs un rôle à jouer dans la préservation du cuir chevelu.

ATTENTION !
Si vous constatez une chute de cheveux importante ou un éclaircissement du cuir chevelu, consultez votre médecin traitant ou un dermatologue.

Pourquoi les cheveux deviennent-ils plus rares avec l'âge ?

Les cheveux se renouvellent, comme les autres cellules de l'organisme, mais leur développement répond à des cycles de croissance différents : 90 % des cheveux sont en phase de croissance pendant 2 à 6 ans, et les 10 % restants en phase de chute et de repos. Après la phase de croissance, le cheveu entre en phase de repos pendant 2 à 3 mois. Il est ensuite éliminé, puis remplacé par un nouveau cheveu et le cycle de croissance recommence. La vitesse de croissance est lente, en moyenne 1,5 cm par mois. Avec l'âge, cette croissance ralentit, la densité des cheveux diminue, leur cycle de vie se raccourcit, la fibre capillaire s'affine, les cheveux deviennent secs, plus rêches et perdent en éclat.
Mais plusieurs millions de Français souffrent aussi d'une perte de cheveux qui n'est pas le fait du seul vieillissement physiologique, et qui va s'aggraver au fil du temps. C'est la calvitie commune ou alopécie androgénétique qui, si elle concerne les deux sexes, atteint essentiellement les hommes. Comme son nom l'indique, elle possède une origine hormonale et génétique : au niveau de la base du cheveu, se trouvent des récepteurs d'une hormone appelée dihydrotestostérone. L'individu le plus exposé à la chute des cheveux sera celui dont le nombre de récepteurs, déterminé génétiquement, est important.
Il existe aussi chez la femme une perte de cheveux progressive, liée à la diminution du taux d'œstrogènes et des progestatifs, rencontrée à la ménopause (voir le chapitre sur les hormones).

LES BONS CHOIX ALIMENTAIRES

Le premier recours anti-âge passe par l'alimentation. Pour conserver une chevelure en bonne santé, surveillez vos apports en vitamine E, caroténoïdes, zinc, magnésium, calcium, potassium et fer. Privilégiez également les acides aminés soufrés et les vitamines du groupe B. Veillez à préserver un apport minimum en graisses poly-insaturées de type oméga-3 en mangeant régulièrement des petits poissons gras des mers froides, de l'huile de colza, des noix, ou sous forme de complément alimentaire (exempt de métaux lourds).

Les sources végétales riches en vitamine E : *les huiles végétales comme l'huile de germe de blé, l'huile d'olive, de carthame, de sésame, ainsi que les céréales, les oléagineux.*

Les sources végétales riches en caroténoïdes : *les fruits et légumes jaunes, orange, rouges et vert foncé.*

Les sources végétales riches en zinc : *les germes de blé, les oléagineux, le tofu, les haricots, les légumes, les céréales complètes...*

Les sources végétales riches en magnésium : *les fruits et légumes secs, les noix, les légumes à feuilles vert foncé, les germes de blé.*

Les sources végétales riches en calcium : *les légumes à feuilles vert foncé, les oléagineux, les légumes secs, les noix, le cassis, les oranges, les groseilles, les mûres, les kiwis...*

Les sources végétales riches en potassium : *les tomates, les carottes, l'avocat, les haricots, les courges...*

Les sources végétales riches en fer : *les fruits et légumes secs, les algues, les noix...*

LE SAVEZ-VOUS ?
LES COMPLÉMENTS ALIMENTAIRES

- *Les acides aminés soufrés (méthionine et L-cystéine) peuvent être proposés en supplémentation.*
- *La levure de bière peut apporter la totalité des vitamines du groupe B.*
- *L'apport de fer et de potassium sous forme de complément doit faire l'objet d'une prescription médicale.*

LES PLUS POUR GARDER DE BEAUX CHEVEUX

- *Évitez tout stress important.*
- *Arrêtez le tabac.*
- *Évitez l'exposition à des agressions : soleil, eau de mer, séchoir trop chaud, shampooings ou couleurs répétés.*

LES CONSEILS DU PHYTOTHÉRAPEUTE

LES PLANTES POUR LES CHEVEUX

Pour préserver votre cuir chevelu, faites votre choix dans les listes suivantes. Ginkgo, aloès, hydrocotyle, ortie et prêle peuvent être associés (3 plantes au maximum). Les autres plantes ou associations s'utilisent séparément. Pour les durées et les modes d'utilisation, reportez-vous aux pages indiquées du cahier des plantes.

> **En cas de vieillissement physiologique :**
- **ginkgo** *(p. 58)*,
- **aloès** *(p. 52)*,
- **hydrocotyle** *(p. 62)*,
- **prêle** *(p. 70)*,
- **ortie** *(p. 66)*.

> **En cas de calvitie commune (alopécie androgénétique) :**
- **palmier de Floride** *(p. 84)*.

> **En cas de perte de cheveux liée à la ménopause :**
- **soja** *(p. 74)* **+ gattilier** *(p. 82)*,
- **ou cimicifuga** *(p. 81)* **+ gattilier** *(p. 82)*.

L'AROMATHÉRAPIE

En application locale

L'aromathérapie complétera avantageusement l'action de ces premières plantes mais n'est pas obligatoire. En cure de 10 jours au maximum, 1 fois par mois pendant 3 mois, à renouveler 2 fois par an. Les huiles essentielles (HE) utilisées ont une action régénératrice sur le cuir chevelu.

HE de gingembre *(Zingiber officinale)*, 1 goutte

\+

HE de thym *(Thymus vulgaris)* chémotype thujanol, 1 goutte

\+

HE de romarin *(Rosmarinus officinalis)* chémotype camphre, 1 goutte

Diluez ce mélange dans 10 gouttes d'huile végétale (par exemple de l'huile d'amande douce), au moment de l'utilisation. Appliquez 3 gouttes de l'huile obtenue au cours du shampoing et massez doucement le cuir chevelu pendant 1 min.

LA GEMMOTHÉRAPIE

Elle s'utilise en complément possible des plantes proposées en phytothérapie classique. À prendre pendant 1 mois, puis en cures discontinues de 20 jours par mois pendant 3 mois si besoin est.

Airelle *(Vaccinium vitis-idaea)* jeunes pousses fraîches en macérat glycériné 1D :

100 gouttes par jour le matin dans un verre d'eau (ou macérat-mère : 10 gouttes par jour le matin).

LES FEUX DE L'AMOUR : RÉVEILLER SA LIBIDO

La fonction sexuelle peut se dégrader avec l'âge avec, pour conséquence, une perte de libido ou des dysfonctionnements de l'érection chez l'homme. Cette altération a souvent pour origine des problèmes psychologiques, vasculaires ou hormonaux. Les plantes agissant sur la sphère sexuelle interviennent à ces niveaux.

Rappelons que pour les deux sexes, l'hormone du désir est essentiellement la testostérone et qu'une sexualité active permet déjà d'entretenir sa production. Au cours de la vie, cette hormone décroît progressivement chez l'homme et assez brutalement à la ménopause chez la femme avec d'autres hormones sexuelles (œstrogènes et progestérone), impliquées dans le fonctionnement de la libido. Bien sûr, la persistance des symptômes devrait faire consulter un médecin (généraliste, sexologue, andrologue ou urologue) pour en déterminer la ou les causes.

Une libido en sommeil

Plusieurs causes peuvent expliquer les troubles de la libido :
- la nature même de la relation amoureuse et sexuelle ;
- les événements à forte charge émotionnelle (deuil...) ;
- les troubles de l'humeur (stress, déprime...) ;
- les maladies de la sphère génitale (MST...) ;
- l'allergie physique (et psychologique) au latex des préservatifs ;
- la grossesse (indirectement chez l'homme) ;
- l'insuffisance hormonale liée à l'âge ;
- l'insuffisance hormonale liée à des interventions chirurgicales (hystérectomie, ovariectomie) ;
- le manque de sommeil ;
- le surmenage physique ;
- le tabac au long cours ;
- l'excès d'alcool en consommation aiguë ou chronique ;
- les effets secondaires de certains médicaments (bêtabloquants, pilule...) ;

... et bien sûr la baisse prolongée du désir sexuel qui entretient le trouble !

LES BONS CHOIX ALIMENTAIRES

L'alimentation a un rôle à jouer pour garder une libido équilibrée. Elle doit en particulier comporter beaucoup de fruits et de légumes de saison, apporter suffisamment de protéines et de graisses essentielles. De plus, la vitamine E, le zinc et l'arginine sont connus pour assurer une bonne fonction sexuelle et devraient se trouver dans des proportions correctes dans notre assiette.

Les aliments riches en vitamine E : *huile de germe de blé, huile d'olive, huile de carthame, huile de sésame, céréales complètes, oléagineux, graines.*

Les aliments riches en zinc : *germes de blé, oléagineux, tofu, haricots, légumes, céréales complètes, fruits de mer (huîtres...).*

Les aliments riches en arginine : *riz complet, avoine, sarrasin, viande rouge, volaille, poisson, noix.*

Enfin la perte de poids (moins de masse grasse) et l'exercice physique permettent de rehausser les taux sanguins de testostérone.

LES CONSEILS DU PHYTOTHÉRAPEUTE

LES PLANTES DU DÉSIR

Vous ferez votre choix parmi les plantes suivantes, seules ou en association à parts égales. Pour les durées et les modes d'utilisation, reportez-vous aux pages indiquées du cahier des plantes.

- **ortie : augmente la disponibilité de la testostérone** *(p. 66)*,
- **ginkgo : optimise la microcirculation du cerveau et de la sphère génitale** *(p. 58)*,
- **ginseng : stimule la sécrétion des hormones sexuelles et améliore la microcirculation** *(p. 60)*,
- **passiflore : diminue la conversion de la testostérone en œstrogènes, augmentant ainsi la testostérone libre considérée comme biologiquement active** *(p. 68)*,
- **guarana : stimule la libido** *(p. 83)*.

ATTENTION !
L'utilisation prolongée du ginseng chez l'homme et du gattilier chez la femme peut avoir des effets anti-aphrodisiaques !

L'AROMATHÉRAPIE

En application locale

L'aromathérapie complétera l'action des ces premières plantes mais n'est pas obligatoire. En cure de 10 jours au maximum, 1 fois par mois pendant 3 mois, à renouveler 2 à 3 fois par an. Ces huiles essentielles (HE) s'utilisent en mélange.

HE de gingembre *(Zingiber officinale)*, 1 goutte

+

HE d'épinette noire *(Picea mariana)*, 2 gouttes

+

HE de menthe poivrée *(Mentha x piperita)*, 2 gouttes

Diluez ce mélange dans 10 gouttes d'huile végétale (par exemple de l'huile d'amande douce), au moment de l'utilisation. Appliquez 2 fois par jour 4 gouttes de l'huile obtenue sur les reins et massez jusqu'à pénétration.

LA GEMMOTHÉRAPIE

Elle s'utilise à la place des plantes proposées en phytothérapie classique.
À prendre pendant 1 mois, puis en cures discontinues de 20 jours par mois pendant 3 mois si besoin est.

Bouleau pubescent *(Betula pubescens)* fleurs mâles (chatons) en macérat glycériné 1D :

100 gouttes par jour le matin (ou macérat-mère : 10 gouttes par jour le matin).

et

Séquoia *(Sequoiadendron giganteum)* jeunes pousses fraîches en macérat glycériné 1D :

100 gouttes par jour le soir (ou macérat-mère : 10 gouttes par jour le soir).

LES PLUS POUR ENTRETENIR LE DÉSIR

- *Adoptez une alimentation équilibrée.*
- *Favorisez un bon sommeil.*
- *Arrêtez la consommation de tabac et d'alcool.*

LES TROUBLES DE LA PROSTATE

À partir de la quarantaine, la prostate augmente en poids et en volume, mais c'est surtout après 60 ans qu'elle peut grossir exagérément et entraîner une gêne à l'émission de l'urine. En luttant contre l'hypertrophie bénigne de la prostate, certaines plantes permettront d'atténuer ces désagréments.

La prostate est une petite glande de l'appareil génital masculin placée sous la vessie. Elle englobe l'urètre, canal de sortie de l'urine et du sperme jusqu'à la verge. C'est surtout après 60 ans que la compression de ce canal s'installe quand la prostate grossit exagérément ; elle peut alors entraîner une gêne à l'émission de l'urine. Cette augmentation de volume s'appelle hypertrophie ou hyperplasie de la prostate. L'hypertrophie bénigne n'évolue pas vers un cancer, mais s'accompagne parfois des mêmes signes de gêne ; par ailleurs, il faut savoir que les deux pathologies peuvent coexister. La croissance de la prostate est sous la dépendance des hormones mâles ; les personnes développant cette hypertrophie bénigne produiraient plus de dihydrotestostérone, la forme active de la testostérone, qui stimule la prolifération des cellules de la prostate. Rappelons que le diagnostic doit être posé par un médecin.

CONSOMMEZ DE LA VITAMINE E

Des études médicales ont montré l'intérêt de l'apport régulier de la vitamine E naturelle (surtout sa forme appelée Gamma-tocophérol). On trouve celle-ci en quantité satisfaisante dans l'huile de germe de blé, l'huile de noix ou les céréales, par exemple.

LES CONSEILS DU PHYTOTHÉRAPEUTE

LES PLANTES POUR LA PROSTATE

Les plantes proposées pour lutter contre l'hypertrophie bénigne de la prostate agissent en freinant en partie la transformation de testostérone en dihydrotestostérone. Choisissez-en une seule.
Pour les durées et les modes d'utilisation, reportez-vous aux pages indiquées du cahier des plantes.

- **palmier de Floride** *(p. 84)*,
- **ortie** *(p. 66)*.

L'AROMATHÉRAPIE

En application locale

L'aromathérapie complétera avantageusement l'action de ces premières plantes mais n'est pas obligatoire. En cure de 10 jours maximum, 1 fois par mois pendant 3 mois, à renouveler 2 fois par an. Les huiles essentielles (HE) utilisées agissent surtout sur la congestion de la prostate qui participe à la compression du canal de l'urètre.

HE de cyprès *(Cupressus sempervirens)*,
1 goutte

+

HE de lentisque pistachier
(Pistacia lentiscus), 2 gouttes

+

HE de pin sylvestre *(Pinus sylvestris)*,
2 gouttes

Diluez ce mélange dans 10 gouttes d'huile végétale (par exemple de l'huile d'amande douce), au moment de l'utilisation. Appliquez 2 fois par jour 4 gouttes de l'huile obtenue sur les reins et le bas du ventre ; massez jusqu'à pénétration.

LA GEMMOTHÉRAPIE

Elle s'utilise en complément des plantes proposées en phytothérapie classique. À prendre pendant 1 mois, puis en cures discontinues de 20 jours par mois pendant 3 mois si besoin est.

Séquoia *(Sequoiadendron giganteum)*
jeunes pousses fraîches
en macérat glycériné 1D :

100 gouttes par jour le soir (ou macérat-mère : 10 gouttes par jour le soir).

et

Airelle *(Vaccinium vitis-idaea)*
jeunes pousses fraîches
en macérat glycériné 1D :

50 gouttes par jour le matin (ou macérat-mère : 5 gouttes par jour le matin).

J'AI LA MÉMOIRE QUI FLANCHE !

Qui n'a pas eu la sensation d'être moins performant intellectuellement ou d'avoir une mémoire plus incertaine en prenant de l'âge ? Certaines plantes seront très efficaces pour pallier ces désagréments.

LE SAVEZ-VOUS ?
GÈNES ET ENVIRONNEMENT
Les atteintes de notre système circulatoire ont une base génétique, mais aussi et surtout une base acquise, c'est-à-dire liée à l'environnement auquel on l'expose (tabac, alimentation...).

On a l'âge de ses artères et plus exactement de son système circulatoire. En vieillissant se constituent, plus ou moins rapidement selon les individus, des lésions de la paroi des petits vaisseaux qui irriguent notre cerveau. Et un cerveau moins bien irrigué devient de moins en moins efficace. On voit apparaître alors une baisse des capacités cognitives, de la capacité de mémorisation et de la concentration. La lésion initiale correspond à une inflammation des parois des vaisseaux avec le stress oxydatif qui en résulte ; ensuite, si le processus inflammatoire se pérennise, c'est l'athérosclérose avec le durcissement et le rétrécissement des vaisseaux qui parfois finissent par se boucher.

L'état de santé de notre circulation cérébrale n'est ni plus ni moins que celui de notre circulation générale, et inversement. Il faudra donc essayer de prévenir et de traiter les mêmes causes.

Quelle est l'origine des troubles de la mémoire ?

Plusieurs facteurs de risque reconnus, associés ou non, concourent à l'apparition des troubles vasculaires à l'origine des désordres de la mémoire et de la concentration.

- L'hérédité : notre héritage génétique peut comporter des facteurs de risques vasculaires, par exemple des antécédents cardiaques.
- Un excès de « mauvais cholestérol », de triglycérides, d'homocystéine (manque de vitamines B6, B12, B9), de CRP (protéine « marqueur » de l'inflammation).
- L'hypertension artérielle, le surpoids, l'obésité abdominale (répartition de la graisse autour des viscères)...
- Le tabagisme : véritable accélérateur du vieillissement et de la dégénérescence cellulaire. Son impact sur la circulation se fait à plusieurs niveaux, multipliant son agressivité sur notre organisme et particulièrement sur le système circulatoire.
- Le stress chronique : d'origine psychologique, souvent associé à une mauvaise hygiène de vie, il contribue à l'apparition de maladies cardiaques et d'accidents vasculaires cérébraux.

LES BONS CHOIX ALIMENTAIRES

- *Consommez des protéines au moins à un repas : les protéines matinales, en particulier, participent à la synthèse des neuromédiateurs intervenant dans l'éveil et la mémoire.*
- *Consommez chaque jour 2 cuillerées à soupe d'huile de colza ou de noix : vous assurerez ainsi l'apport nécessaire en acides gras poly-insaturés oméga-3 qui augmentent la fluidité membranaire des neurones.*
- *Mangez des petits poissons des mers froides au moins 4 fois par semaine, ou prenez des compléments oméga-3 du type gélules de poisson de qualité pharmaceutique (détoxication garantie en métaux lourds).*
- *Veillez à l'apport en vitamines du groupe B, surtout B1, B3, B6, B9 et B12. Vous trouverez la vitamine B1 dans les céréales et légumes secs, les vitamines B3, B6 et B12 dans les viandes, abats, poissons et œufs, la vitamine B9 dans les légumes verts frais et de saison.*

LES CONSEILS DU PHYTOTHÉRAPEUTE

LES PLANTES STIMULANT LA MÉMOIRE

Les plantes qui ont une action positive sur notre microcirculation cérébrale seront à utiliser, seules ou en association, en premier lieu. Pour les durées et les modes d'utilisation, reportez-vous aux pages indiquées du cahier des plantes.

- **ginkgo : amélioration de toute la vascularisation de notre organisme et action antioxydante** *(p. 58)*,
- **ginseng et/ou éleuthérocoque : facilitation des fonctions intellectuelles** *(p. 60)*,
- **hydrocotyle : stimulant cérébral** *(p. 62)*.

L'AROMATHÉRAPIE

Par voie interne

L'aromathérapie complétera avantageusement l'action de ces premières plantes mais n'est pas obligatoire.
En cure de 10 jours au maximum, 1 fois par mois pendant 3 mois, à renouveler 2 fois par an.

HE de pin sylvestre *(Pinus sylvestris)*, 1 goutte
+
HE de menthe poivrée *(Mentha x piperita)*, 1 goutte
+
HE de basilic exotique *(Ocimum basilicum ssp. basilicum)*, 1 goutte

Mettez 3 gouttes de ce mélange sur 1/2 morceau de sucre de canne, à sucer matin et midi avant les repas, pendant 3 semaines.

Indication : *amélioration de la concentration.*

Contre-indications : *grossesse et allaitement, enfants.*

LA GEMMOTHÉRAPIE

Elle s'utilise en complément des plantes proposées en phytothérapie classique.
À prendre pendant 1 mois, puis en cures discontinues de 20 jours par mois pendant 3 mois si besoin est.

Aulne *(Alnus glutinosa)* bourgeons frais en macérat glycériné 1D :

50 gouttes par jour le matin (ou macérat-mère : 5 gouttes par jour le matin).

et

Romarin *(Rosmarinus officinalis)* jeunes pousses fraîches en macérat glycériné 1D :

50 gouttes par jour le matin (ou macérat-mère : 5 gouttes par jour le matin).

et

Olivier *(Olea europea)* jeunes pousses fraîches en macérat glycériné 1D :

50 gouttes par jour le soir (ou macérat-mère : 5 gouttes par jour le soir).

LES PLUS POUR OPTIMISER MÉMOIRE ET CONCENTRATION

- *Retrouvez un sommeil réparateur.*
- *Pratiquez des activités physiques et intellectuelles régulières.*
- *Limitez la consommation d'alcool et la prise de médicaments agissant sur le système nerveux, notamment somnifères et tranquillisants.*
- *Ne « sautez » pas de repas et évitez les sucres rapides et raffinés, générateurs d'hypoglycémies néfastes pour la mémoire.*

POUR Y VOIR PLUS CLAIR

Avec l'âge surviennent fréquemment des troubles de la vision favorisés par certaines maladies. Certaines plantes et une alimentation adaptée pourront contribuer à prévenir leur apparition.

LE SAVEZ-VOUS ?
LE LAIT : À CONSOMMER AVEC MODÉRATION
Des études ont montré que la consommation de produits laitiers coïncide avec une incidence élevée de cataracte parmi les personnes âgées. Sans les supprimer, il vaut donc mieux en limiter la fréquence journalière dans l'alimentation. Au contraire, le thé en consommation régulière protégerait de la cataracte.

Les principales causes de baisse de l'acuité visuelle et de cécité liées à l'âge sont la cataracte (près de 50 % des cas de cécité), le glaucome, la dégénérescence maculaire et la rétinopathie diabétique. Le nombre de ces maladies augmentera malheureusement probablement avec le vieillissement attendu de la population dans le monde.

La cataracte résulte d'une altération d'une partie de l'œil, le cristallin, qui devient opaque et empêche la lumière de pénétrer dans l'œil.

La dégénérescence maculaire liée à l'âge (DMLA) est une altération progressive d'une région du fond de l'œil, la rétine, que l'on observe chez environ 25 % des personnes âgées, à partir de 80 ans. Elle concerne plus de 8 % de la population de plus de 50 ans et est la principale cause de cécité à partir de cet âge.

Le glaucome entraîne à terme une cécité irréversible due à des lésions du nerf optique.

La rétinopathie diabétique correspond à des lésions des vaisseaux sanguins de la rétine, provoquées par le diabète.

La progression de maladies telles que la cataracte et la DMLA diminue avec une prise alimentaire régulière de certains caroténoïdes antioxydants, la lutéine et la zéaxanthine, qui font partie de la structure biochimique de l'œil. De multiples études montrent que ces deux nutriments protègent les yeux des dommages provoqués par les radicaux libres. On veillera donc à un apport alimentaire régulier et minimum de végétaux riches en lutéine et en zéaxanthine (ou sous forme de compléments), mais aussi en d'autres composés comme les vitamines C et E, le zinc et le sélénium, dont le rôle dans la protection de l'œil a été mis en avant.

LES BONS CHOIX ALIMENTAIRES

L'alimentation a un rôle de premier plan pour protéger les yeux des effets de l'âge. Sachez privilégier les bons nutriments pour en retirer tous les bienfaits.

Les sources végétales riches en vitamine C : *les fruits et légumes frais tels que citron, kiwi, orange, pamplemousse, mandarine, papaye, melon, fraise, groseille, légumes à feuilles vertes, poivrons rouges et verts, choux...*

Les sources végétales riches en vitamine E : *les huiles végétales comme l'huile de germe de blé, l'huile d'olive, de carthame, de sésame, ainsi que les céréales, les oléagineux (noix, amandes...).*

Les sources végétales riches en lutéine et zéaxanthine : *les fruits et légumes jaunes, orange, rouges et vert foncé (choux verts, épinards, brocolis, maïs, poivrons...).*

Les sources végétales riches en sélénium : *la levure alimentaire (dite levure de bière), les céréales complètes, les oléagineux, les champignons (dont le cèpe de Bordeaux)...*

Les sources végétales riches en zinc : *les germes de blé, les oléagineux, le tofu, les haricots, les légumes, les céréales complètes...*

LES CONSEILS DU PHYTOTHÉRAPEUTE

LES PLANTES POUR LA VISION

Selon vos besoins, faites votre choix parmi les plantes proposées ci-dessous. Pour les durées et les modes d'utilisation, reportez-vous aux pages indiquées du cahier des plantes.

> Plantes à anthocyanosides :

Les anthocyanosides ont un effet stabilisateur sur le collagène, préviennent la fragilité capillaire, améliorent la microcirculation, en particulier dans la rétine avec des effets positifs sur la rétinopathie diabétique, la dégénérescence maculaire, la rétinite pigmentaire ou la cécité nocturne, et retardent la formation de la cataracte.

- **cassis** *(p. 54)*.

> Plantes actives sur la microcirculation :

Ces plantes peuvent être associées, mais sont suffisamment actives seules.

- **ginkgo** *(p. 58)*,
- **cassis** *(p. 54)*.

D'AUTRES PLANTES POSSIBLES

Vous pouvez également utiliser la myrtille, le sureau noir ou la vigne rouge.

LA GEMMOTHÉRAPIE

Elle s'utilise en complément des plantes proposées en phytothérapie classique. À prendre pendant 1 mois, puis en cures discontinues de 20 jours par mois pendant 3 mois.

Cassis *(Ribes nigrum)* bourgeons frais en macérat glycériné 1D :

100 gouttes par jour le matin (ou macérat-mère : 10 gouttes par jour le matin).

ou

Airelle *(Vaccinium vitis-idaea)* jeunes pousses fraîches en macérat glycériné 1D :

100 gouttes par jour le matin (ou macérat-mère : 10 gouttes par jour le matin).

LES PLUS POUR GARDER UNE BONNE VUE

- *Arrêtez le tabac et limitez la consommation d'alcool.*
- *Contrôlez régulièrement votre taux de sucre sanguin, votre tension artérielle et votre taux de « mauvais cholestérol ».*
- *Protégez vos yeux du soleil, des rayons ultraviolets et des infrarouges (lunettes de soleil...).*

GARDER L'OUÏE FINE

De même que notre vue baisse, notre capacité d'audition se détériore au fil de notre vie. C'est un phénomène que l'on ne peut empêcher, mais l'action des plantes et de bons apports nutritionnels ont tout leur intérêt pour le ralentir.

La perte auditive est liée au vieillissement naturel des cellules sensorielles de l'oreille interne : c'est ce qu'on appelle la presbyacousie (du grec *presbys* signifiant « vieux »). À partir de 60 ans, nous perdons en effet fréquemment au moins 1 décibel de perception à chaque oreille.

Pourquoi entend-on moins bien en vieillissant ?

La chaîne de transmission du son de l'extérieur jusqu'à notre cerveau s'altère avec le temps : la paroi du tympan s'amincit, la chaîne des osselets se rigidifie et les cellules ciliées de l'oreille interne s'amenuisent. Cette dégradation progressive de l'audition commence en réalité à partir de 25 ans, mais elle ne devient perceptible ou gênante qu'à l'âge de 60 ans environ.

Un autre phénomène augmente avec l'âge et peut s'ajouter à cette perte auditive : les acouphènes. Ces bourdonnements ou sifflements entendus en l'absence de toute source sonore extérieure proche concernent environ 12 % de la population à travers le monde.

Enfin, une hyperacousie, trouble plus rare, peut également se manifester : il s'agit d'une hypersensibilité à certains sons qui deviennent gênants, voire douloureux ou insupportables.

Comment préserver notre capital audition ?

Certaines conduites, simples à mettre en œuvre dans notre quotidien, permettent de préserver au mieux notre système auditif :

– utiliser des protections auditives au travail ou à la maison dans un environnement bruyant ;

– éviter la fréquentation prolongée et/ou répétée d'endroits très bruyants ;

– n'utiliser les baladeurs musicaux qu'à volume réduit ;

– éviter les transports en avion ou la plongée sous-marine en cas d'encombrement nasal ou de sinusite, la recherche d'équilibre de pression d'air entre les cavités aériennes internes et

LES BONS CHOIX ALIMENTAIRES

Plusieurs études montrent que des suppléments nutritionnels peuvent aider à prévenir, voire à atténuer, certaines déficiences auditives. Il s'agit notamment de la vitamine E, de la quercétine, du magnésium et de l'acide alpha-lipoïque.

Les sources végétales riches en vitamine E : *les huiles végétales comme l'huile de germe de blé, l'huile d'olive, de carthame, de sésame, les céréales, les oléagineux...*

Les sources végétales riches en quercétine : *les oignons (surtout rouges), les pommes (surtout avec leur peau), le thé, le vin rouge, les groseilles, l'aneth, les haricots verts...*

Les sources végétales riches en magnésium : *les légumes secs, les noix, les germes de blé, les légumes à feuilles vert foncé, le son, les amandes, les fèves, les bananes...*

Les sources végétales contenant de l'acide alpha-lipoïque : *les patates douces, les betteraves, les épinards. La faible teneur des aliments (y compris d'origine animale) en acide alpha-lipoïque incite certains à le recommander sous forme d'extrait ou de complément alimentaire.*

l'extérieur se faisant parfois au détriment de l'appareil auditif. (Consulter un médecin dans ces situations) ;
– éviter absolument d'introduire un instrument dans le conduit auditif. Pour son nettoyage, se cantonner à sa partie externe, avec beaucoup de prudence lors de l'utilisation de Coton-tige ;
– ne jamais négliger une baisse de l'audition, une douleur provenant de l'oreille ou une otite. Consulter rapidement un médecin dans ces cas peut éviter des lésions irréversibles de l'audition.

LES CONSEILS DU PHYTOTHÉRAPEUTE

LES PLANTES DE L'AUDITION

Pour prévenir les troubles de l'audition, les plantes suivantes pourront être utilisées, seules ou en association à parts égales.
Elles sont antioxydantes et agissent sur la microcirculation de l'oreille interne. Pour les durées et les modes d'utilisation, reportez-vous aux pages indiquées du cahier des plantes.

- **ginkgo** *(p. 58)*,
- **cassis** *(p. 54)*.

D'AUTRES PLANTES POSSIBLES

Vous pouvez également avoir recours à la vigne rouge et à la myrtille.

L'AROMATHÉRAPIE

En application locale

L'aromathérapie complétera avantageusement l'action de ces premières plantes mais n'est pas obligatoire. En cure de 10 jours, 1 fois par mois pendant 3 mois, à renouveler 2 fois par an.
Ce mélange d'huiles essentielles (HE) a une action antioxydante, décongestionnante et agit sur la microcirculation de l'oreille interne.

HE d'estragon *(Artemisia dracunculus)*, 1 goutte
+
HE d'orange amère *(Citrus aurantium var. amara)* (zeste), 1 goutte

Diluez ce mélange dans 10 gouttes d'huile végétale (par exemple de l'huile d'amande douce), au moment de l'utilisation. Appliquez 2 fois par jour 2 gouttes de l'huile obtenue derrière les oreilles (mastoïde) et devant les oreilles (articulation temporo-mandibulaire) et massez jusqu'à pénétration complète.

LA GEMMOTHÉRAPIE

Elle s'utilise en complément des plantes proposées en phytothérapie classique. À prendre pendant 1 mois, puis en cures discontinues de 20 jours par mois, pendant 3 mois si besoin est.

Sorbier *(Sorbus domestica)* bourgeons frais en macérat glycériné 1D :

50 gouttes le matin et 50 gouttes le soir (ou macérat-mère : 10 gouttes par jour le matin).

ENTRETENIR VITALITÉ ET DYNAMISME

Même en bonne santé, à partir de 35-40 ans, il est courant de ressentir une moindre capacité de récupération physique et psychique. Ce manque d'énergie vitale est en grande partie lié à une baisse physiologique de la production de la plupart de nos hormones.

ATTENTION !

Les plantes contenant de la caféine (café, thé, maté, guarana, noix de cola, cacao) peuvent parfois occasionner des troubles du sommeil, eux-mêmes responsables de fatigue.

Les variations de tonus peuvent prendre la forme de « coup de pompe », de baisse de régime, de fatigues répétées, parfois jusqu'à l'épuisement. La sédentarité ou le manque d'exercice physique, une alimentation déséquilibrée, l'exposition à des polluants représentent aussi des causes supplémentaires souvent associées et qui sont à rechercher.

En dehors des situations provoquées par un état pathologique ou par des troubles du sommeil, il est possible de remédier à ces états de méforme, par l'utilisation de plantes.

LES PLUS POUR RETROUVER RAPIDEMENT DU TONUS

- *Sachez vous accorder chaque jour des périodes, même courtes, de repos et de relaxation.*
- *Évitez l'excès d'alcool et hydratez-vous suffisamment (1 litre et demi à 2 litres d'eau par jour).*
- *Évitez les sucres rapides, les plats à base de céréales raffinées, de farines blanches et de certains féculents (pâtes non complètes, riz blanc, pain blanc et pommes de terre) qui favorisent les baisses de tonus et la somnolence après les repas.*
- *Faites un minimum d'activité physique : vous entretiendrez ainsi votre métabolisme et la sécrétion de certaines hormones tonifiantes comme la testostérone.*
- *Pratiquez un drainage par les plantes* *(p. 10)**.*
- *Améliorez la qualité de votre sommeil.*
- *Arrêtez impérativement l'usage du tabac.*

LES CONSEILS DU PHYTOTHÉRAPEUTE

LES PLANTES DE LA VITALITÉ

Les plantes à privilégier sont celles qui possèdent une action stimulante de type hormonal, les plantes contenant des principes actifs toniques et certaines plantes riches en vitamines. Pour les durées et les modes d'utilisation, reportez-vous aux pages indiquées du cahier des plantes. Aloès et thé vert peuvent être associés ; les autres plantes ou associations s'emploient isolément.

> **Plantes à action stimulante de type hormonal :**
- **ginseng et/ou éleuthérocoque** *(p. 60)*,
- **cassis** *(p. 54)*,
- **ortie** *(p. 66)*.

> **Plantes à principes actifs toniques :**
- **thé vert** *(p. 76)*,
- **guarana** *(p. 83)*,
- **romarin** *(p. 72)*.

> **Plantes riches en vitamines et antioxydants :**
- **aloès (gel ou pulpe)** *(p. 52)*,
- **thé vert** *(p. 76)*.

LA GEMMOTHÉRAPIE

Elle s'utilise à la place des plantes proposées en phytothérapie classique.
À prendre pendant 1 mois, puis en cures discontinues de 20 jours par mois pendant 3 mois si besoin est.

Chêne *(Quercus robur)* bourgeons frais en macérat glycériné 1D :

50 gouttes par jour le matin
(ou macérat-mère : 5 gouttes par jour le matin).

et

Cassis *(Ribes nigrum)* bourgeons frais en macérat glycériné 1D :

50 gouttes par jour le matin
(ou macérat-mère : 5 gouttes par jour le matin).

et

Séquoia *(Sequoiadendron giganteum)* jeunes pousses fraîches en macérat glycériné 1D :

50 gouttes par jour le soir
(ou macérat-mère : 5 gouttes par jour le soir).

L'AROMATHÉRAPIE

En application locale

L'aromathérapie complétera avantageusement l'action de ces premières plantes mais n'est pas obligatoire.
En cure de 10 jours au maximum, 1 fois par mois pendant 3 mois, à renouveler 2 fois par an.

HE de gingembre *(Zingiber officinale)*, 1 goutte

+

HE d'épinette noire *(Picea mariana)*, 2 gouttes

+

HE de menthe poivrée *(Mentha x piperita)*, 2 gouttes

+

HE de ravensare aromatique *(Ravensara aromatica)*, 1 goutte

Diluez ce mélange dans 10 gouttes d'huile végétale (par exemple de l'huile d'amande douce), au moment de l'utilisation.
Appliquez 2 fois par jour 4 gouttes de l'huile obtenue sur les reins (région lombaire) et massez jusqu'à pénétration.

RETROUVER UN SOMMEIL RÉPARATEUR

En France, 1 personne sur 3 se plaint de troubles du sommeil. Les insomnies, les difficultés d'endormissement et les réveils nocturnes apparaissent ou augmentent avec l'âge. Certaines plantes nous ouvriront le chemin des bras de Morphée, d'autres seront à éviter.

Les troubles du sommeil peuvent être liés à une sécrétion insuffisante de mélatonine par la glande pinéale qui régule en partie les rythmes du sommeil. Un mauvais sommeil persistant peut aussi indiquer un état dépressif, auquel cas l'avis d'un médecin s'imposera.

Qu'appelle-t-on un bon sommeil ?
Un adulte a besoin en moyenne de 5 à 7 heures de sommeil d'affilée. Cette durée minimale permet de faire alterner 4 ou 5 cycles de sommeil dit « lent » et de sommeil dit « paradoxal ». Le sommeil lent (90 à 120 minutes) est une phase de relâchement musculaire. Le sommeil paradoxal (15 à 20 minutes) est la phase de récupération et de restauration de la mémoire. Le sommeil paradoxal tend à diminuer avec l'âge. Un sommeil réparateur se manifeste généralement par de l'entrain au réveil et non par de la fatigue.

Comment mieux dormir ?
Première recommandation : faire attention à tout ce qui peut exciter l'organisme et empêcher l'endormissement.
Il convient ainsi d'éliminer ou de réduire la consommation de produits excitants, notamment ceux qui contiennent de la caféine : le café bien sûr, mais aussi le maté, le guarana, la noix de cola, ainsi que les sodas à base de cola, même « light ». Bu de préférence en début de journée, le thé peut être conservé, car les effets de la caféine sont atténués par la présence de ses tanins ; laisser infuser le thé longtemps n'augmente d'ailleurs pas sa teneur en caféine, mais accroît sa concentration en tanins. De même, le chocolat peut être consommé raisonnablement pour ses bénéfices sur le moral (il contient de la théobromine, substance régulatrice de l'humeur).
Au dîner, il est préférable d'éviter les fromages forts, les plats gras, les champignons et fritures qui prolongent et alourdissent la digestion. L'alcool est également déconseillé, car s'il peut favoriser l'endormissement, il procure un sommeil de mauvaise qualité.

LES PLUS POUR MIEUX DORMIR

Quelques conseils d'hygiène de vie peuvent vous aider à retrouver un bon sommeil.
- *Ne mangez pas en trop grande quantité ni trop tardivement, car la digestion augmente la température corporelle alors que le sommeil est favorisé par une température basse.*
- *Faites de l'exercice physique (pas le soir, car cela augmente l'excitation et la température corporelle).*
- *Programmez une petite promenade ou des exercices de relaxation avant de vous coucher.*
- *Couchez-vous et levez-vous à heures fixes (et pas trop tôt).*
- *Faites le noir au coucher pour favoriser au maximum la sécrétion de mélatonine.*
- *Essayez de pratiquer des exercices de méditation, qui augmentent la production interne de mélatonine.*

LES CONSEILS DU PHYTOTHÉRAPEUTE

LES PLANTES DU SOMMEIL

Si malgré ces conseils, le sommeil est toujours perturbé, n'hésitez à utiliser les plantes proposées ci-dessous. Par rapport aux médicaments (trop) largement utilisés dans cette indication, elles ont l'avantage de ne pas présenter d'effets secondaires comme les troubles de la vigilance et de la mémoire et l'accoutumance. Ces plantes peuvent être employées seules ou en association à parts égales. Pour les durées et les modes d'utilisation, reportez-vous aux pages indiquées du cahier des plantes.

Pour les troubles du sommeil :

> **avec anxiété :**
- **passiflore** *(p. 68)*,

> **avec palpitations :**
- **aubépine** *(p. 79)*,

> **liés au stress :**
- **ginseng** *(p. 60)*,

> **avec troubles digestifs :**
- **passiflore** *(p. 68)*,
- **chicorée** *(p. 80)*.

STIMULER LA MÉLATONINE

Dans un deuxième temps, si ces plantes se sont révélées insuffisantes pour rétablir le sommeil, vous pourrez vous tourner vers des préparations qui ont pour but de stimuler la production de mélatonine, hormone intervenant dans la régulation des cycles du sommeil. Parmi les plantes qui les composent, on trouve la bergamote, le figuier, l'aneth, l'orange amère...

D'AUTRES PLANTES POSSIBLES

De nombreuses autres plantes ont des propriétés sédatives, parmi elles, citons les plus familières de nos tisanes du soir : verveine, tilleul, camomille allemande, lavande ...

LA GEMMOTHÉRAPIE

Elle s'utilise à la place des plantes proposées en phytothérapie classique.
À prendre pendant 1 mois, puis en cures discontinues de 20 jours par mois pendant 3 mois si besoin est.

Figuier *(Ficus carica)* bourgeons frais en macérat glycériné 1D :

50 gouttes par jour le soir
(ou macérat-mère : 5 gouttes par jour le soir).

et

Tilleul *(Tilia tomentosa)* bourgeons frais en macérat glycériné 1D :

50 gouttes par jour le soir
(ou macérat-mère : 5 gouttes par jour le soir).

L'AROMATHÉRAPIE

Elle complétera avantageusement l'action de ces premières plantes mais n'est pas obligatoire.

En diffusion atmosphérique :

HE de lavandin *(Lavandula x burnatii var. super)*

ou

HE d'orange amère *(Citrus aurantium var. amara)* (petit grain bigarade)

+

HE de mandarine *(Citrus reticulata)* (feuilles)

Versez 5 gouttes de chaque huile dans un diffuseur d'huiles essentielles et diffusez dans la chambre 30 minutes avant le coucher.

En application locale :

En cure de 10 jours, 1 fois par mois pendant 3 mois, à renouveler 2 fois par an.

HE de lédon du Groenland *(Ledum groenlandicum)*, 2 gouttes

+

HE de ravensare aromatique *(Ravensara aromatica)*, 2 gouttes

Mélangez les huiles dans 10 gouttes d'huile d'amande douce et appliquez sur le plexus solaire avant le coucher.

COMMENT PRÉPARER ET UTILISER LES PLANTES ?

LES INFUSIONS

Les tisanes sont préparées à partir de plantes séchées en vrac ou en sachets-doses (infusettes). Elles sont bues ou, plus rarement, employées en bains ou en lotions. Leur préparation est codifiée et leur emploi obéit à des règles simples. Il faut souvent couper assez finement les plantes pour que leurs principes actifs soient convenablement extraits.

On verse de l'eau bouillante sur la (ou les) plante(s) choisie(s), préalablement passée(s) rapidement sous l'eau froide pour être dépoussiérée(s), dans un récipient qui est ensuite couvert. Après 5 à 10 minutes en moyenne, le liquide obtenu est filtré.

La tisane se consomme dans la journée pour éviter le risque de pollution microbienne. On boira généralement 2 à 4 tasses par jour.

LES DÉCOCTIONS

Elles concernent les parties dures des plantes (racines, rhizomes). On met la plante, préalablement dépoussiérée, à bouillir dans l'eau pendant 5 à 10 minutes en moyenne, puis le liquide obtenu est filtré.

LA POSOLOGIE

Elle varie de 5 à 20 g de plante par litre d'eau. La mesure se fait au moyen d'une cuillère à soupe, laquelle contient entre 2 et 10 g de plante, selon la densité.

LES MÉLANGES DE PLANTES

Les mélanges de plantes doivent être réalisés avec rigueur. On veillera notamment à :

- ne pas dépasser 6 plantes ;
- mélanger des plantes à indications identiques ou complémentaires ;
- associer des organes végétaux de densité voisine pour obtenir un mélange bien homogène ;
- utiliser des parties molles (feuilles, fleurs) en infusion et des parties dures (racines, rhizomes) en décoction.

En général, on divise la posologie globale par le nombre de plantes utilisées en parts égales.

LES INHALATIONS

Elles consistent à respirer en atmosphère confinée une préparation aromatique. Celle-ci est obtenue par ajout de substances volatiles (souvent des huiles essentielles en émulsion) dans de l'eau très chaude.

LE CAHIER DES PLANTES ANTI-ÂGE

Vous trouverez dans cette partie la description et les conseils d'utilisation des plantes recommandées par le phytothérapeute pour accompagner votre démarche anti-âge. Certaines ont la particularité de présenter des intérêts combinés et vous choisirez parmi elles celles qui seront *vos plantes ressources*. Les autres, *les plantes d'appoint*, seront des aides ponctuelles en fonction de difficultés particulières que vous pourrez rencontrer. Elles pourront également être utilisées pour renforcer l'action des plantes ressources en agissant en synergie ou bien en alternative si des contre-indications vous interdisent l'usage d'une plante.

AIL

Allium sativum, Liliacées

On l'appelle aussi : *ail cultivé, thériaque des pauvres, chapon, ail commun, ail de cuisine, ail à potager, ail ordinaire, perdrix.*

PRÉCAUTIONS D'EMPLOI

Une consommation excessive d'ail peut entraîner des allergies et des irritations de l'estomac. On l'évitera donc en cas d'inflammation gastrique aiguë ou chronique. Attention également en cas de prise d'anticoagulants ou de traitement pour le diabète, car la plante pourrait renforcer leurs effets. On ne prendra pas d'extrait d'ail dans les 24 à 48 heures qui suivent une intervention chirurgicale. Par principe, son utilisation avec des médicaments de type anti-inflammatoires est à proscrire.

L'ail est connu de longue date pour ses propriétés antibactériennes, antifongiques et antivirales ; on l'emploie également pour lutter contre les infections digestives et respiratoires. D'usage courant et facile, cette plante sera une alliée précieuse dans la prévention des maux de l'âge.

Un peu d'histoire

L'ail serait apparu il y a environ 5 000 ans en Asie centrale, où il poussait à l'état sauvage. De là, empruntant les routes des nomades, il se serait assez rapidement répandu vers la Chine, le Moyen-Orient, l'Égypte, l'Inde et le sud de l'Europe (Bassin méditerranéen). Les Romains en faisaient un large usage en tant que légume cuit. On le considérait alors comme un aliment très nourrissant. Les ouvriers égyptiens qui construisaient les pyramides se mettaient en grève s'ils ne recevaient pas l'ail prévu en échange de leur travail, et les Romains l'embarquaient sur leurs navires pour les rameurs. C'est probablement de là que vient son nom de thériaque des pauvres (« triacle de vilains »). Certaines civilisations lui accordaient des vertus toniques, cardio-vasculaires, anti-infectieuses.

Comment le reconnaître ?

Petite plante herbacée vivace, l'ail produit des feuilles linéaires engainantes. Ses fleurs, réunies en ombelles globuleuses blanches ou rougeâtres, sont entourées d'une longue spathe caduque terminée en pointe. Le bulbe est composé de caïeux (les gousses) insérés sur un plateau et entourés d'une tunique commune blanchâtre. Ces gousses constituent les organes de réserve de la tige souterraine, tandis que les racines forment un chevelu sous le plateau.
L'ail est une plante cultivée mondialement. Il pousse sur tous les sols, mais préfère les terrains meubles ou même sableux.

QUAND PRENDRE L'AIL ?

Des expériences ont confirmé les **propriétés antioxydantes** de l'ail. Il sera notamment intéressant pour lutter contre les **maladies cardio-vasculaires** liées à l'âge (hypertension artérielle, athérosclérose) et aurait une action préventive sur l'apparition de **certains cancers**.

AUTRES PROPRIÉTÉS

L'ail contribue à diminuer l'excès de graisses dans le sang comme le mauvais cholestérol et les triglycérides. Il a un effet bénéfique sur la présence d'un taux de sucre sanguin trop élevé. Il diminue aussi la formation de caillot dans le sang et stimule le système immunitaire. L'ail aide à la détoxication de métaux lourds comme le cadmium, le plomb et le mercure. Il combat efficacement les vers intestinaux.

LE SAVEZ-VOUS ?

Au cours des dernières décennies, les chercheurs ont publié plus de 2 000 études scientifiques portant sur les propriétés thérapeutiques de l'ail et sur sa pharmacologie.

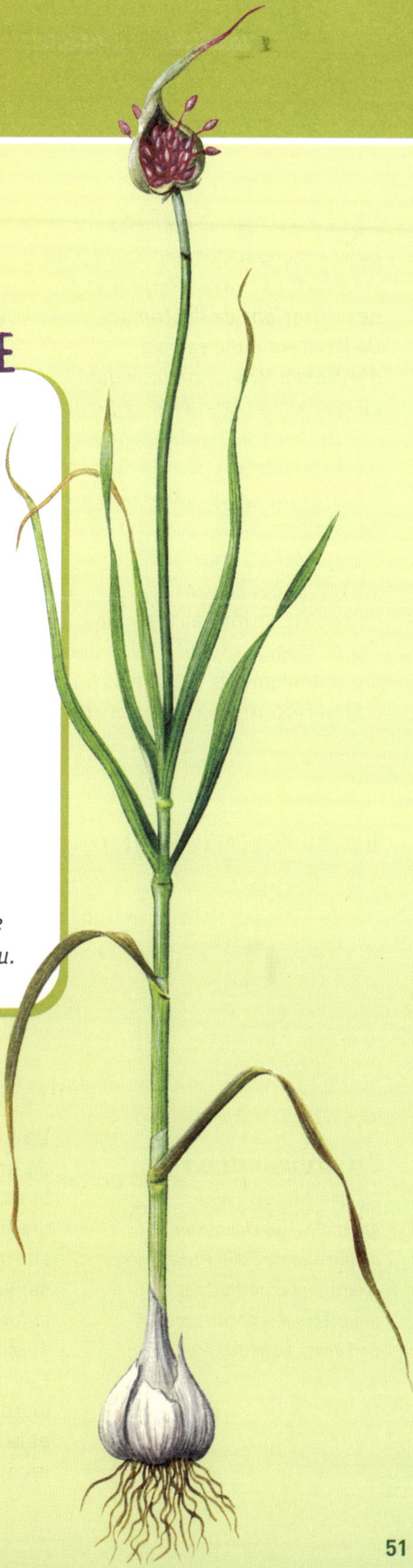

LES CONSEILS DU PHYTOTHÉRAPEUTE

L'usage de cette plante est recommandé sur des périodes de 6 mois (avec des arrêts de 2 ou 3 mois).

PAR VOIE INTERNE

AIL FRAIS :

Consommer 2 gousses d'ail par jour.

ou

EXTRAIT STANDARDISÉ (AIL DÉSHYDRATÉ) :

> en gélules de 400 mg

Prendre 1 gélule 3 fois par jour après les repas.

ou

AIL SÉCHÉ :

Prendre 1 g par jour sous forme condimentaire avec les repas.

ou

TEINTURE ALCOOLIQUE (AU 1/5 DANS DE L'ALCOOL À 65°) :

> 30 gouttes

À prendre 1 fois par jour, après le repas du soir, dans un verre d'eau.

Parties utilisées

Le bulbe.

Principaux constituants

Les principes actifs majeurs sont des dérivés soufrés (alliine, allicine). L'ail renferme aussi des sucres, des vitamines, des minéraux, une huile essentielle, des flavonoïdes (effet antioxydant) et des acides-phénols.

À NOTER !

Le mangeur d'ail exhale une haleine gênante. Manger du persil frais ou croquer un grain de café peut réduire cet inconvénient.

ALOÈS

Aloe vera, Liliacées

On l'appelle aussi : *aloès de la Barbade, aloès du Cap.*

PRÉCAUTIONS D'EMPLOI

Ne pas confondre le gel et le suc de l'aloès.
Le suc d'aloès ne doit pas être utilisé chez la femme enceinte ou qui allaite, pendant les règles et chez les personnes présentant une maladie de l'appareil digestif.
Il ne faut pas l'associer aux diurétiques, car il peut abaisser le taux de potassium sanguin.
Mêmes précautions pour le gel qui a pu être mélangé à du suc.

Depuis au moins 5 000 ans, à des époques différentes et dans les endroits les plus reculés du globe, l'aloès a été employé par l'homme pour soigner nombre de maux. Cette plante renferme de nombreuses substances antioxydantes.

Un peu d'histoire

De la Mésopotamie (1750 avant notre ère) à la Grèce en passant par l'Égypte, on connaissait les vertus laxatives et cicatrisantes de l'aloès. En 1820, la pharmacopée officielle des États-Unis mentionne l'action laxative du suc de ce végétal, qui fait alors partie de diverses préparations pharmaceutiques décrites dans le détail. En 1935, lorsqu'un groupe de médecins se sert de la plante pour traiter des brûlures causées par les rayons X, on assiste à un regain d'intérêt pour l'emploi du gel d'aloès dans les affections localisées de la peau.

Comment le reconnaître ?

Aloe vera est une vivace de 60 à 80 cm de haut, aux racines peu profondes, dont la tige très courte et ligneuse porte un faisceau de feuilles charnues et lisses, à section triangulaire et aux extrémités pointues, bordées d'épines sur toute leur longueur. Les tissus externes de la feuille contiennent un suc jaunâtre, tandis que l'intérieur est en grande partie constitué d'un gel transparent, mucilagineux et amer. Les inflorescences en épis jaunâtres ou rouges peuvent atteindre 1 m de haut. Les fruits sont des capsules sèches contenant de petites graines. À l'état naturel, cette plante pousse en Afrique du Nord, sur les terrains sablonneux et calcaires de régions semi-désertiques. Depuis quelques années, sa culture se développe dans les régions subtropicales des États-Unis (Floride, Texas, Arizona), où le gel est utilisé dans les cosmétiques et les boissons diététiques.

Parties utilisées

Le gel des feuilles (ou pulpe). Le suc est à éviter car irritant.

QUAND PRENDRE LE GEL D'ALOÈS ?

Le gel d'aloès a un **effet énergisant, défatigant et antioxydant** par sa teneur en vitamines, acides aminés et minéraux. Il permet aussi de lutter contre le **vieillissement prématuré de la peau et des cheveux** et les **rides**.

AUTRES PROPRIÉTÉS

Le gel d'aloès stimule le système immunitaire. Il est traditionnellement utilisé pour favoriser la digestion, diminuer le cholestérol, traiter les plaies ou les brûlures et combattre la constipation.

LES CONSEILS DU PHYTOTHÉRAPEUTE

On préconise de prendre le gel d'aloès pendant 1 mois, puis de pratiquer des cures discontinues de 20 jours par mois, pendant 3 mois si besoin est.

PAR VOIE INTERNE

GEL D'ALOÈS (AUTRE PRÉSENTATION POSSIBLE EN PULPE) :

> 1 cuillerée à soupe

À prendre 3 fois par jour, pur ou dilué dans un peu d'eau.

Préférer les gels d'aloès portant le label du Conseil scientifique international de l'aloès (IASC).

PAR VOIE EXTERNE

CRÈME OU GEL À BASE D'ALOÈS :

Suivre les recommandations en évitant le contact avec les yeux.

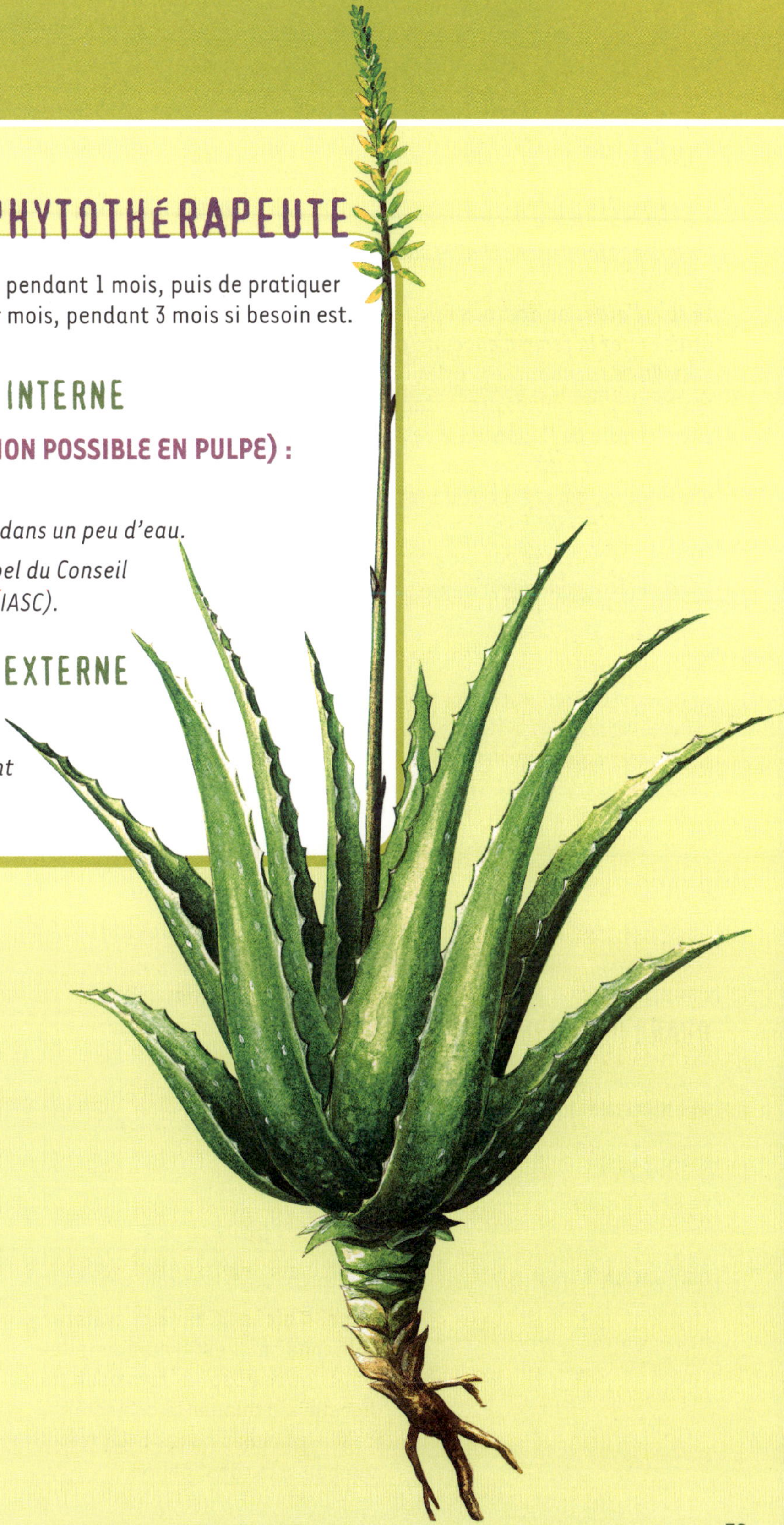

Principaux constituants

La feuille entière contient :
- des dérivés anthracéniques laxatifs, comme l'aloïne A et B (suc) ;
- des acides aminés essentiels ;
- de nombreuses vitamines dont les antioxydantes A, C, E ;
- des polysaccharides stimulants du système immunitaire ;
- des saponines anticholestérol ;
- des sels minéraux (calcium, phosphore, potassium, fer, sodium, chlore, manganèse, magnésium, cuivre, chrome, zinc, sélénium) ;
- des enzymes multiples facilitant la digestion et le travail du foie, stimulant les défenses immunitaires ou optimisant le travail musculaire.

CASSIS

Ribes nigrum, Grossulariacées

On l'appelle aussi : *cassissier, groseillier noir.*

Le cassis est un véritable allié dans la prévention et le traitement des effets du vieillissement. L'extrait de ses feuilles, de ses fruits, de ses bourgeons, et même l'huile de ses pépins, possèdent des propriétés anti-âge de premier plan.

PRÉCAUTIONS D'EMPLOI

Les extraits à base de feuilles doivent être évités chez les insuffisants cardiaques et rénaux.

LE SAVEZ-VOUS ?

Depuis au moins le XVIIIe siècle, on fabrique en Bourgogne la crème de cassis, un alcool dans lequel on a fait macérer les baies de cet arbuste. Un mélange de vin blanc et de liqueur de cassis est associé au célèbre chanoine Kir, maire de Dijon de 1945 à 1968.

Un peu d'histoire

Traditionnellement, on utilisait aussi bien les racines que les feuilles du cassis pour confectionner des remèdes contre les inflammations liées aux troubles rhumatismaux ou arthritiques, ou encore à la goutte, et pour protéger les vaisseaux sanguins ou entraîner une baisse de la tension artérielle. L'emploi des baies contre la diarrhée, les maux de gorge et les infections respiratoires est très ancien.

Comment le reconnaître ?

Le cassis est un arbrisseau très touffu, non épineux, de 1 m à 1,50 m de haut. Les feuilles lobées, alternes, portent des glandes sécrétrices jaunes recouvertes de poils sur la face inférieure ; elles sont très odorantes. Les petites fleurs, rougeâtres à l'intérieur et verdâtres à l'extérieur, sont disposées en grappes pendantes et légèrement velues. Elles donnent de petites baies globuleuses et pulpeuses, de couleur noire.

Le cassis pousse sur des terrains argilo-calcaires frais et ombragés, dans toutes les régions tempérées d'Europe et d'Asie. Il se rencontre rarement à l'état spontané, mais il est très cultivé pour ses fruits, notamment en Bourgogne.

Parties utilisées

Feuilles, fruits, bourgeons et huile tirée des pépins.

Principaux constituants

Le fruit est riche en sucres et en acides organiques. Il contient des polyphénols, des flavonoïdes et des anthocyanes, puissants antioxydants très actifs sur le système circulatoire. La feuille de cassis contient une huile essentielle, des pigments anthocyaniques, des tanins et de la vitamine C.

QUAND PRENDRE LE CASSIS ?

Le cassis prévient et traite les **troubles de la microcirculation**. Il serait actif notamment sur la **vision** et l'**audition**. Ses constituants lui confèrent aussi des **propriétés anti-inflammatoires et antirhumatismales** (arthrose, arthrite...) attribuées par certains à une augmentation de l'activité de la glande surrénale. Cette action anti-inflammatoire pourrait également s'expliquer par le blocage de substances dégradant le cartilage grâce à certains constituants du cassis.

AUTRES PROPRIÉTÉS

Le cassis est traditionnellement employé pour traiter l'infection urinaire, la fragilité capillaire, comme anti-allergique. Il a des effets diurétiques et possède une action tonifiante générale.

LE SAVEZ-VOUS ?

L'huile de pépins de cassis est une source d'acide gamma linolénique (AGL), un acide gras oméga-6, mais elle contient aussi des acides gras oméga-3.

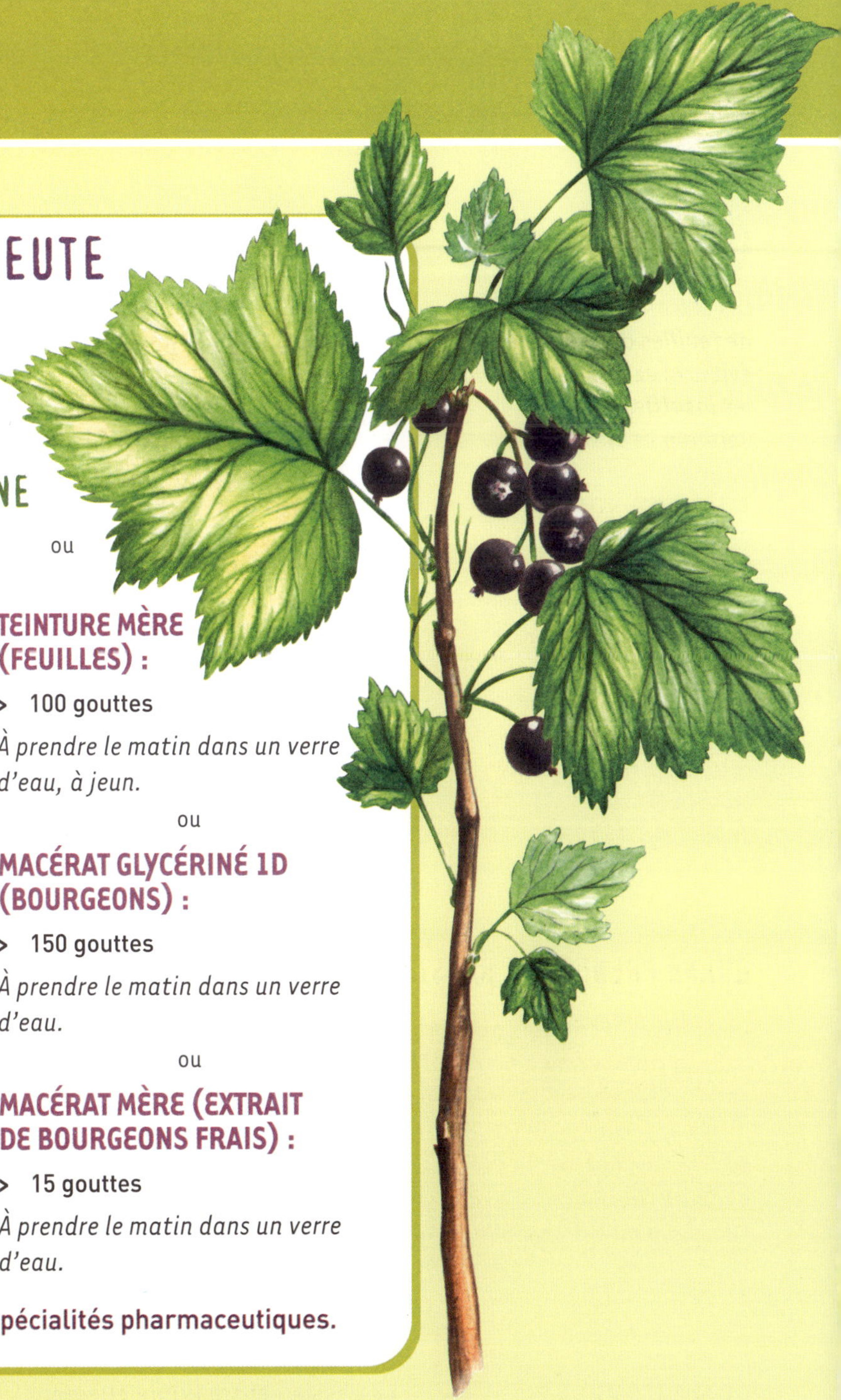

LES CONSEILS DU PHYTOTHÉRAPEUTE

On recommande de prendre le cassis pendant 1 mois, puis de pratiquer des cures discontinues de 20 jours par mois pendant 3 mois si besoin est.

PAR VOIE INTERNE

INFUSION :

> laisser infuser 5 g (soit 5 cuillerées à café) de feuilles fraîches dans 50 cl d'eau bouillante pendant 15 min, puis filtrer

Boire 1 tasse matin, midi et soir.

ou

POUDRE TOTALE (FEUILLES) :

> en gélules de 1 g

Prendre 1 gélule avec un verre d'eau matin, midi et soir, avant les repas.

ou

EXTRAIT SEC (NÉBULISAT EN GÉLULES) (FEUILLES OU FRUITS) :

> en gélules de 400 mg

Prendre 1 gélule avec un verre d'eau matin, midi et soir, avant les repas.

ou

TEINTURE MÈRE (FEUILLES) :

> 100 gouttes

À prendre le matin dans un verre d'eau, à jeun.

ou

MACÉRAT GLYCÉRINÉ 1D (BOURGEONS) :

> 150 gouttes

À prendre le matin dans un verre d'eau.

ou

MACÉRAT MÈRE (EXTRAIT DE BOURGEONS FRAIS) :

> 15 gouttes

À prendre le matin dans un verre d'eau.

Il existe aussi de nombreuses spécialités pharmaceutiques.

QUI FAIT QUOI ?

• Les feuilles : action sur l'élimination (reins, foie, intestin).

• Les baies (fruits) : action sur la microcirculation (cerveau, vision, audition, etc.).

• Les bourgeons (sous forme de macérats glycérinés 1D) : action anti-allergique, stimulante des surrénales, anti-inflammatoire, anti-asthénique.

• L'huile de pépins : action anti-inflammatoire, protectrice du système cardio-vasculaire et cérébral.

CHARDON-MARIE

Silybum marianum, Astéracées

On l'appelle aussi : *chardon Notre-Dame, chardon argenté, chardon marbré, silybe de Marie, épine blanche.*

PRÉCAUTIONS D'EMPLOI

Cette plante ne doit pas être utilisée en cas d'obstruction biliaire, de grossesse ou d'allaitement.

Depuis l'Antiquité, le chardon-Marie est réputé pour traiter les troubles du foie. C'est une plante majeure du drainage, de protection et de détoxication hépatiques car elle optimise les fonctions d'élimination du foie. Ses propriétés antioxydantes en font aussi une plante incontournable dans la lutte anti-âge.

Un peu d'histoire

Pline l'Ancien mentionnait déjà le chardon-Marie pour « éliminer les excès de bile » et au Moyen Âge, on employait cette plante pour traiter la « bile noire » associée à des maladies d'origine hépatique. La légende veut qu'une goutte du lait de la Vierge Marie, tombée sur la plante, soit à l'origine de la marbrure de ses feuilles.

QUAND PRENDRE LE CHARDON-MARIE ?

Le chardon-Marie est une plante majeure de la **protection** et de la **régénération du foie**. Traditionnellement indiqué pour le traitement des hépatites chroniques et de la cirrhose, il présente un intérêt particulier dans le **drainage du foie**. Ses puissantes propriétés antioxydantes et antiradiculaires permettront en outre à l'organisme de combattre efficacement les situations de **stress oxydatif**.

AUTRES PROPRIÉTÉS

Le chardon-Marie est traditionnellement employé pour combattre les troubles digestifs, les troubles de la fonction biliaire et l'intoxication par des champignons vénéneux.

Comment le reconnaître ?

Cette plante herbacée, à l'allure de chardon, forme une tige robuste. Elle peut atteindre 1,50 m. Ses feuilles sont luisantes, bordées de dents épineuses très piquantes et marbrées de blanc le long des nervures. Les fleurs en capitule sont rouge-pourpre. Le fruit est un akène noir marbré de jaune.

Répandu sur les lieux incultes dans toute l'Europe, le chardon-Marie aime les sols secs et les endroits chauds et ensoleillés. La plante s'est acclimatée en Amérique, au Mexique et dans le sud de l'Australie. Elle est cultivée pour son usage thérapeutique.

Parties utilisées

Les fruits (akènes) et les feuilles. La récolte a lieu à la fin de l'été.

Principaux constituants

La silymarine, mélange constitué de plusieurs dérivés dont le plus actif est la silybine, qui possède la propriété de détoxiquer le foie.

LES CONSEILS DU PHYTOTHÉRAPEUTE

On prendra le chardon-Marie pendant 1 mois, puis en cures discontinues de 20 jours par mois pendant 3 mois si besoin est. Consulter le chapitre sur le drainage.

PAR VOIE INTERNE

EXTRAIT SEC :

> en gélules de 100 mg

Prendre 1 gélule 3 fois par jour avant les repas.

ou

POUDRE TOTALE :

> en gélules de 300 mg

Prendre 2 gélules 3 fois par jour avant les repas.

ou

TEINTURE MÈRE TM :

> 50 gouttes

À prendre matin et soir dans un verre d'eau.

ou

FORME PHARMACEUTIQUE (EXTRAIT TITRÉ EN SILYMARINE) LEGALON® :

> en comprimés de 70 mg

Prendre 2 comprimés 3 fois par jour, avant les repas.

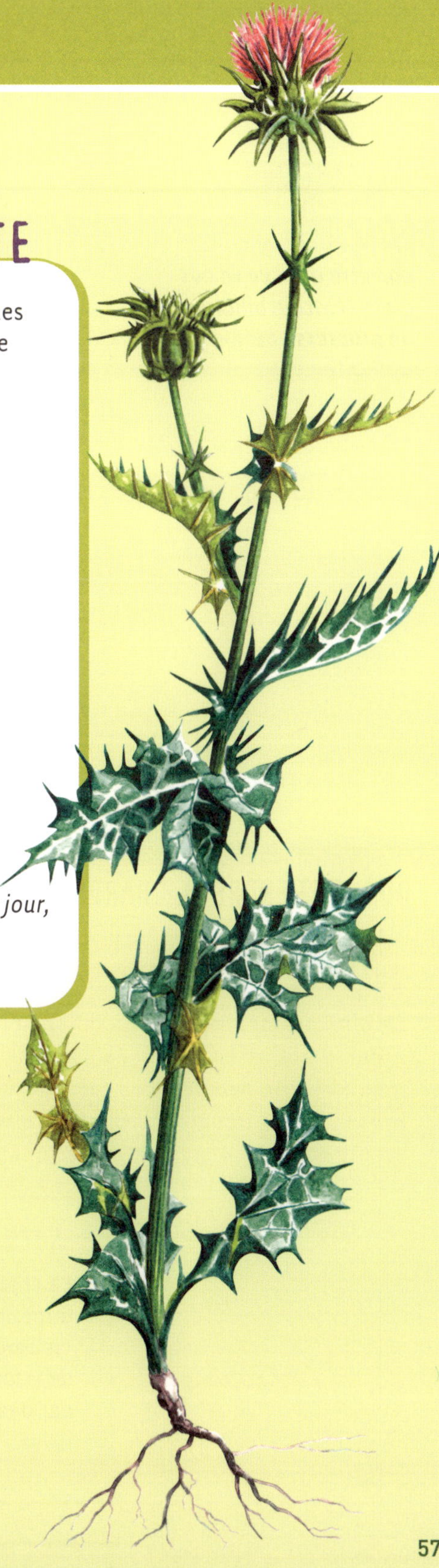

LE SAVEZ-VOUS ?

En Europe, on a cultivé le chardon-Marie pour l'utiliser en cuisine. Les jeunes feuilles étaient consommées en salade, préparées comme des épinards, et les jeunes pousses comme des asperges.

GINKGO

Ginkgo biloba, Ginkgoacées

On l'appelle aussi : *arbre aux quarante écus.*

PRÉCAUTIONS D'EMPLOI

Le ginkgo n'a pas de contre-indication connue et ses effets secondaires sont rares et bénins.
Par précaution, les personnes hémophiles ou celles qui vont subir une intervention chirurgicale éviteront cette plante, en raison de son action possible de fluidifiant sanguin.

De très nombreux travaux scientifiques s'intéressent à l'extrait de feuille de ginkgo pour attester ses potentialités. Habituellement, le ginkgo est surtout utilisé pour son action sur la mémoire, la vigilance et la concentration. Mais ses constituants particuliers lui confèrent aussi des capacités antioxydantes de premier choix dans la lutte anti-âge.

Un peu d'histoire

Arbre sacré des temples chinois, le ginkgo est apparu voici plus de 200 millions d'années. Originaire de Chine, il fut introduit en Europe au XVIIIe siècle pour ses qualités ornementales, à partir de quelques individus conservés dans des temples chinois. Les médecins chinois l'utilisaient dans les pathologies pulmonaires et, en Inde, c'est un élixir de longue vie. Seul rescapé de sa famille, très résistant, il a survécu aux températures extrêmes et est l'un des rares végétaux à avoir survécu à Hiroshima au point zéro, zone d'impact de l'explosion. Il peut vivre jusqu'à 1 000 ans et davantage.

Comment le reconnaître ?

L'arbre peut atteindre 50 m de haut et résiste bien à la pollution des villes. Ses feuilles en éventail, bilobées, sont échancrées et présentent de nombreuses nervures. Elles sont de couleur vert mat, virant au jaune vif en automne. Il existe des pieds mâles et des pieds femelles, ces derniers donnant des fruits à l'odeur nauséabonde.
On voit aujourd'hui fréquemment le ginkgo dans les parcs publics, et ses fruits sont toujours récoltés par les Asiatiques. Pour les besoins de l'industrie pharmaceutique, il est cultivé en ligne, notamment en France et aux États-Unis.

Parties utilisées

Les feuilles sont récoltées à partir de jeunes sujets plantés en ligne. L'extrait de ginkgo sert de base à différentes spécialités pharmaceutiques.

Principaux constituants

La feuille contient des ginkgolides, un bilobalide et des flavonoïdes.

QUAND PRENDRE LE GINKGO ?

Le ginkgo améliore toute la microcirculation sanguine et notamment cérébrale en agissant sur les **troubles de la mémoire**, la **diminution des capacités intellectuelles**, et en prévenant les **troubles de la sénescence**. Il est utile aussi en cas de vieillissement physiologique des **cheveux**.

AUTRES PROPRIÉTÉS

Le ginkgo est traditionnellement utilisé pour combattre le stress oxydatif. Il agit sur les vertiges et certains troubles de l'audition. Il prévient et atténue les troubles de la libido et de la vue.

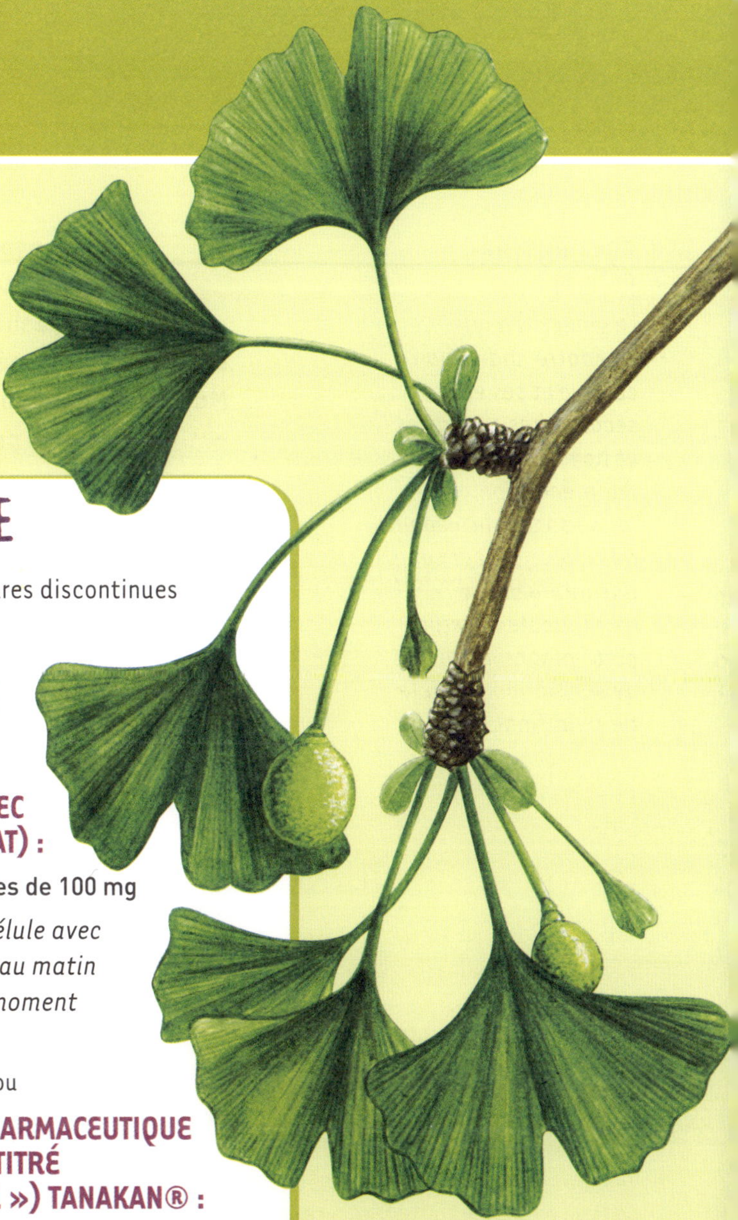

LES CONSEILS DU PHYTOTHÉRAPEUTE

On prendra cette plante pendant 1 mois, puis en cures discontinues de 20 jours par mois pendant 3 mois si besoin est.

PAR VOIE INTERNE

DÉCOCTION :

> faire bouillir pendant 1 heure 40 g de feuilles séchées dans une casserole couverte contenant 1 litre d'eau, puis filtrer

Boire 1 tasse matin, midi et soir, après les repas.

ou

POUDRE TOTALE :

> en gélules de 200 mg

Prendre 2 gélules avec un verre d'eau matin, midi et soir, au moment des repas.

ou

EXTRAIT SEC (NÉBULISAT) :

> en gélules de 100 mg

Prendre 1 gélule avec un verre d'eau matin et soir, au moment des repas.

ou

FORME PHARMACEUTIQUE (EXTRAIT TITRÉ « EGB 761 ») TANAKAN® :

Boire la valeur de 1 pipette de 1 ml dans un verre d'eau, 3 fois par jour après les repas.

LE SAVEZ-VOUS ?

Traditionnellement, les Chinois utilisaient le fruit du ginkgo biloba à la fois comme aliment et comme médicament. Arbre sacré, le ginkgo symbolise le yin et le yang.

GINSENG

Panax ginseng, C.A. Meyer, Araliacées

On l'appelle aussi : *ginseng asiatique, ginseng coréen, ginseng chinois, panax de Chine.*

PRÉCAUTIONS D'EMPLOI

Le ginseng est contre-indiqué chez les femmes enceintes et celles qui allaitent, chez l'enfant non pubère et chez l'adulte en cas d'hypertension artérielle, d'obésité, d'états nerveux avec insomnie, et chez les personnes sous traitement anticoagulant. Il peut par ailleurs augmenter l'appétit et donc la prise de poids. Un traitement trop long ou trop dosé peut avoir des effets anti-aphrodisiaques. Si une agitation ou une nervosité apparaissent, les doses devront être réduites ou le traitement suspendu.

Le ginseng est la plante qui a la plus grande renommée en Asie. Elle est aussi parée de mille vertus en Occident, mais qui ne sont pas toujours scientifiquement démontrées. Ses propriétés multiples lui confèrent un statut de plante anti-âge.

Un peu d'histoire

Le ginseng fait partie de la pharmacopée chinoise, qui l'utilise en médecine traditionnelle pour de nombreuses indications, depuis au moins 2 000 ans. L'espèce nord-américaine (*Panax quinquefolium*) est arrivée en Chine au XVIIIe siècle, où elle est aujourd'hui très prisée. Aux États-Unis et au Canada, le ginseng sauvage est en cours d'extinction et sa récolte est interdite.

Comment le reconnaître ?

Le ginseng est une plante vivace forestière atteignant 60 à 80 cm de haut à maturité, qui croît lentement, sous les grands arbres feuillus. Les fleurs, réunies en minuscules ombelles blanchâtres, se transforment en baies rouges. La forme de la racine rappelle le corps humain, d'où le nom de la plante : ginseng veut dire « homme-racine » en chinois.

Pour les besoins pharmaceutiques, le ginseng est aujourd'hui cultivé en Chine, mais aussi en France, aux États-Unis et au Canada.

Parties utilisées

La racine, blanche si elle est séchée, rouge si elle est étuvée. Dans son milieu naturel, la plante peut mettre jusqu'à 7 ans pour produire cette racine ; la culture permet d'avancer la récolte de 2 ans.

QUAND PRENDRE LE GINSENG ?

Le ginseng est traditionnellement utilisé pour combattre l'**asthénie** (affaiblissement général de l'organisme) et améliorer les **performances mentales ou physiques**. Il sera donc utile pour pallier le **manque d'énergie** et pour favoriser la **récupération**. De plus, il améliore la mémoire et permet d'accroître l'**effort intellectuel** (action complémentaire et renforcée avec le ginkgo). Le ginseng a également une action anti-âge en contribuant à faire baisser le taux de glycémie ; on sait en effet que trop de sucre dans le sang provoque sa liaison anormale avec des protéines (glycosylation), facteur reconnu de **vieillissement**. Le ginseng est enfin un bon **stimulant de la libido** par son action sur les glandes surrénales et possède un **effet protecteur sur le foie**.

LE SAVEZ-VOUS ?

Il existe des plantes faussement dénommées ginsengs qui n'appartiennent pas à la famille des Araliacées (ginseng du Brésil, péruvien ou ginseng des femmes...), mais aussi des ginsengs « vrais » de qualités très diverses, plus ou moins riches en principes actifs. On veillera notamment à utiliser des extraits renfermant au moins 3 % de ginsénosides.

AUTRES PROPRIÉTÉS

D'une manière générale, le ginseng aide l'organisme à s'adapter aux situations difficiles. Il possède aussi une action stimulante sur ses défenses naturelles (rate et thymus), pouvant prévenir ainsi les infections à répétition. C'est la plante antistress par excellence.

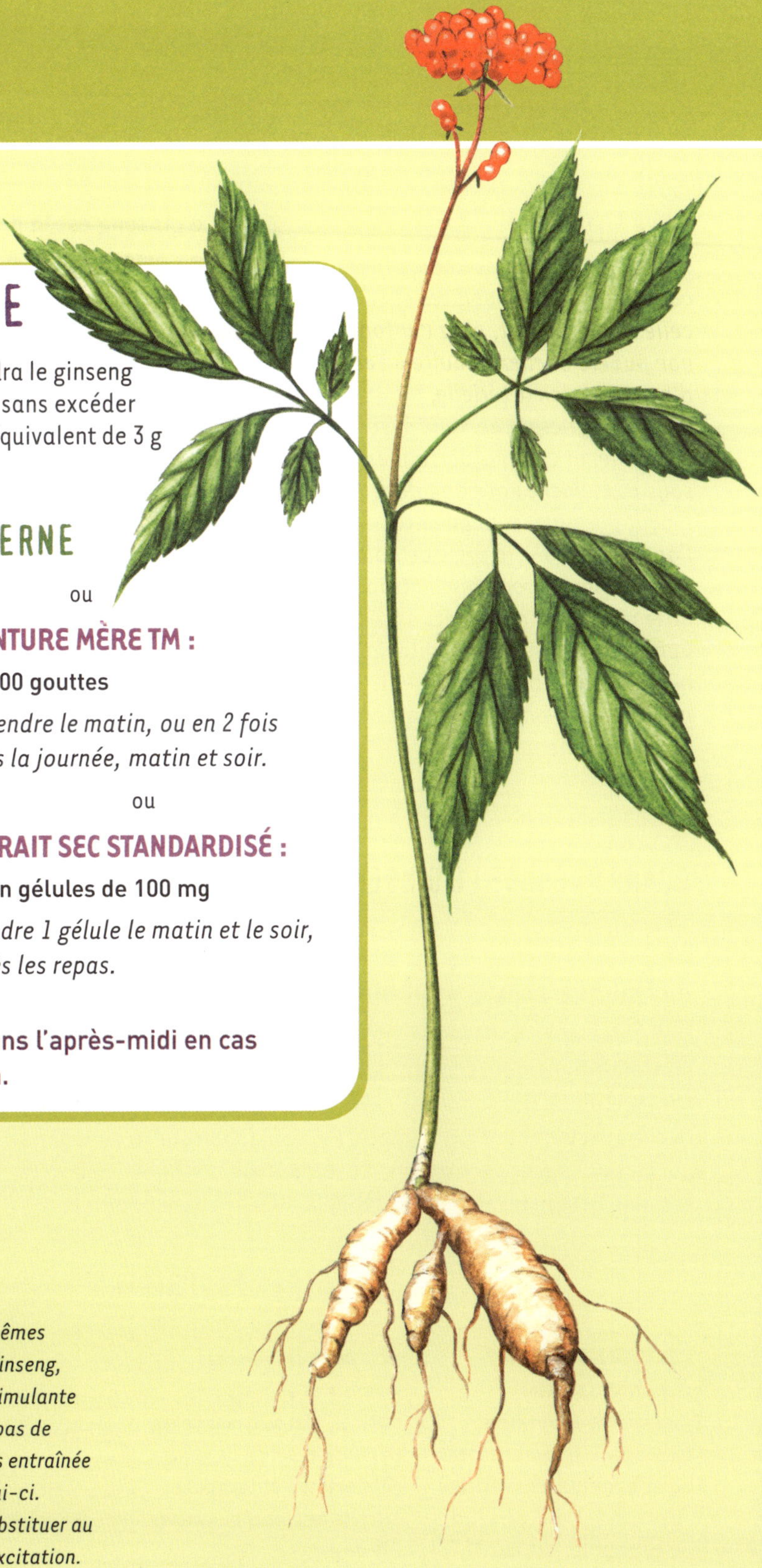

LES CONSEILS DU PHYTOTHÉRAPEUTE

En l'absence de contre-indication, on prendra le ginseng en cures discontinues de 20 jours par mois, sans excéder 3 mois. Par principe, on ne dépassera pas l'équivalent de 3 g de racine par jour.

PAR VOIE INTERNE

INFUSION :

- laisser infuser 3 g de racine finement coupée dans 50 cl d'eau bouillante pendant 10 min, puis filtrer

Boire 1 tasse 2 fois par jour.

ou

POUDRE TOTALE :

- en gélules de 300 mg

Prendre 1 gélule matin, midi et soir, après les repas.

ou

TEINTURE MÈRE TM :

- 100 gouttes

À prendre le matin, ou en 2 fois dans la journée, matin et soir.

ou

EXTRAIT SEC STANDARDISÉ :

- en gélules de 100 mg

Prendre 1 gélule le matin et le soir, après les repas.

La dose du soir sera déplacée dans l'après-midi en cas d'excitation.

Principaux constituants

La racine contient en moyenne 3 à 8 % de ginsénosides, à l'origine des propriétés toniques de la plante.

À NOTER !

L'éleuthérocoque, appelé parfois ginseng de Sibérie, est aussi considéré comme une plante adaptogène, c'est-à-dire qui permet de s'adapter à des situations pathologiques et de stress. Il revendique les mêmes propriétés que le ginseng, mais son action stimulante ne s'accompagne pas de l'excitation parfois entraînée par la prise de celui-ci. On peut donc le substituer au ginseng en cas d'excitation.

HYDROCOTYLE INDIEN

Centella asiatica, Apiacées

***On l'appelle aussi :** centella, gotu-kola, écuelle d'eau, herbe aux grenouilles.*

PRÉCAUTIONS D'EMPLOI

De rares cas d'allergie et de troubles digestifs mineurs ont été décrits.

LE SAVEZ-VOUS ?

De nos jours, les Thaïlandais boivent un petit « remontant » au gotu-kola comme apéritif et, en Occident, on a récemment mis sur le marché plusieurs boissons énergisantes élaborées à partir d'un extrait de feuilles (mais l'hydrocotyle ne renferme pas de caféine). On retrouve également la plante dans des crèmes, onguents ou lotions destinés aux soins cutanés, ainsi que dans des shampoings et des revitalisants capillaires.

L'hydrocotyle trouve sa place parmi les plantes anti-âge par sa capacité rare à régénérer le tissu conjonctif, cette matrice organique de soutien présente dans tous les tissus organiques (peau, articulation, os, vaisseaux, etc.).

Un peu d'histoire

En Inde, en Chine et en Indonésie, les propriétés médicinales de la plante sont connues depuis plus de 2 000 ans. Traditionnellement, on l'employait pour soigner les blessures, les problèmes cutanés et traiter les troubles veineux, mais elle avait aussi la réputation de soulager les problèmes nerveux ou l'épilepsie et de favoriser la clarté mentale. Ancienne plante médicinale ayurvédique, le gotu-kola est considéré comme un régénérateur des cellules nerveuses et du cerveau ; au Sri Lanka, il est censé accroître la longévité. Au XIXe siècle, la plante a été intégrée à la pharmacopée indienne pour son action régénératrice, tandis que les Français lui accordaient le statut de médicament pour la prévention et le traitement des troubles veineux.

Comment la reconnaître ?

L'hydrocotyle est une herbacée de petite taille, vivace et grimpante, atteignant 50 cm de haut. On la reconnaît facilement à ses petites feuilles arrondies, plus ou moins en forme de cœur, portées sur les nœuds d'une longue tige traçante, ainsi qu'à ses ombelles de très petites fleurs blanches.

Cette plante des régions marécageuses tropicales et subtropicales est commune à Madagascar et en Asie (Chine, Indonésie).

Parties utilisées

Parties aériennes (feuilles et tiges).

Principaux constituants

Centella asiatica contient des saponosides : asiaticoside (activité antioxydante), acide madécassique et acide asiatique, mais aussi des alcaloïdes, des principes amers et une trace d'huile essentielle.

QUAND PRENDRE L'HYDROCOTYLE ?

Centella asiatica prévient et traite le **vieillissement de la peau** en stimulant la production du collagène et des cellules du tissu conjonctif (les fibroblastes) ; elle diminue le tissu cicatriciel de la peau, notamment les **vergetures**. Son action sur le collagène permet de la proposer en cas d'**ostéoporose** pour participer à la reconstruction de la partie organique de la matrice osseuse.

AUTRES PROPRIÉTÉS

Traditionnellement, *Centella asiatica* lutte contre l'insuffisance veineuse et lymphatique : varices, œdèmes et lourdeur des jambes. Tonique, dépurative, elle favoriserait aussi la mémorisation. En usage externe, on l'emploie pour le traitement des lésions cutanées.

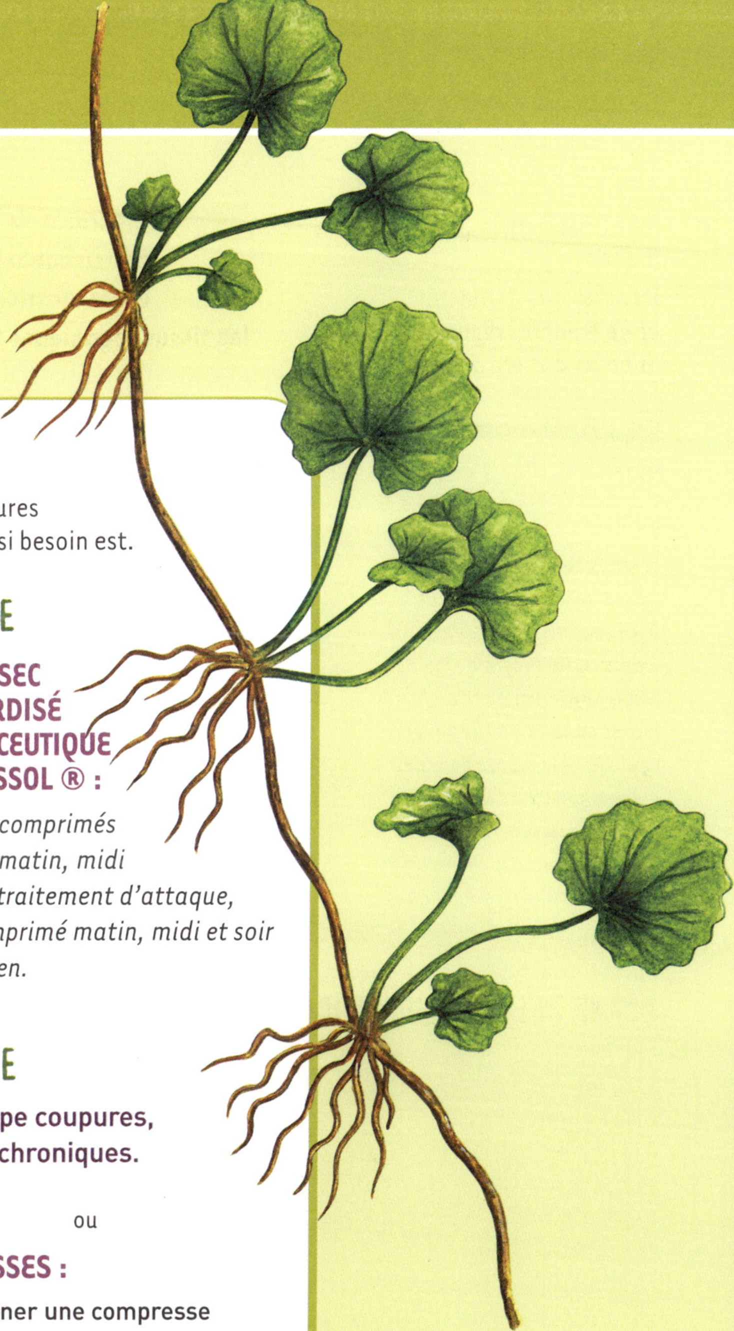

LES CONSEILS DU PHYTOTHÉRAPEUTE

L'hydrocotyle se prend pendant 1 mois, puis en cures discontinues de 20 jours par mois pendant 3 mois si besoin est.

PAR VOIE INTERNE

INFUSION :

- laisser infuser 4 g d'herbe séchée dans 25 cl d'eau bouillante pendant 10 min, puis filtrer

Boire 3 tasses par jour, matin, midi et soir.

ou

EXTRAIT SEC STANDARDISÉ PHARMACEUTIQUE MADÉCASSOL ® :

Prendre 2 comprimés de 10 mg matin, midi et soir en traitement d'attaque, puis 1 comprimé matin, midi et soir en entretien.

PAR VOIE EXTERNE

En cas de lésions de la peau de type coupures, brûlures, plaies, inflammations chroniques.

EXTRAIT SEC RECONSTITUÉ (POUDRE ET CRÈME) :

- l'extrait sec doit être composé de 40 % d'asiaticoside et de 60 % d'acide madécassique et d'acide asiatique

Appliquer poudre ou crème 2 à 3 fois par jour, selon les besoins.

ou

COMPRESSES :

- imprégner une compresse d'infusion (voir ci-dessus)

Appliquer 4 à 6 fois par jour sur les parties concernées.

NOYER

Juglans regia, Juglandacées

***On l'appelle aussi :** noyer royal, écalonnier, calottier, goyavier, noyer de Perse.*

PRÉCAUTIONS D'EMPLOI

On évitera de consommer la noix et ses dérivés en cas d'herpès ou d'aphtes buccaux et en cas de syndrome du côlon irritable.

LE SAVEZ-VOUS ?

L'huile de noix était couramment consommée au Moyen Âge et fit partie intégrante de la cuisine du centre de la France jusqu'au milieu du XIXe siècle.

La composition particulière de la noix en fait une précieuse alliée dans la prévention et le traitement de différents maux liés à l'âge. Plusieurs études ont d'ailleurs démontré clairement que la consommation régulière de noix protégeait de la survenue de pathologies de civilisation ou liées à l'âge comme les maladies cardio-vasculaires.

Un peu d'histoire

Originaire d'Orient, le noyer a été introduit en Europe par les Grecs et s'est ensuite propagé dans tout l'Empire romain. Son fruit représentait alors le « Jovis glans », littéralement la noix de Jupiter, ce qui traduit le respect qu'on lui portait. Les Grecs et les Romains aisés appréciaient son huile qu'ils trouvaient savoureuse. Dès cette époque, le noyer fut cultivé dans de nombreuses régions, son fruit remplaçant avantageusement l'usage alimentaire des glands et des châtaignes. De nos jours, la France est le premier producteur européen avec 30 000 tonnes de noix par an.

Comment le reconnaître ?

Le noyer est un grand arbre à l'écorce gris clair. Ses feuilles, d'abord rouges puis vertes, présentent 7 à 9 folioles. Les fleurs mâles sont groupées en chatons pendants, tandis que les fleurs femelles s'épanouissent à l'extrémité des rameaux. Le fruit est une drupe (noix) à péricarpe vert et charnu (brou) et à endocarpe dur (coque de noix ou écale) à deux

QUAND PRENDRE LA NOIX ?

La composition exceptionnelle de la noix lui confère des vertus anti-âge de premier plan : ses bons acides gras de la série oméga-3, ses antioxydants, ses piégeurs de cholestérol, sa richesse en micronutriments optimisent le fonctionnement du système immunitaire, circulatoire, hormonal et métabolique. Sa consommation régulière augmente l'**espérance de vie**, diminue l'incidence des **maladies cardio-vasculaires**, réduit le risque de **diabète gras**, d'**obésité**, de **dégénérescence maculaire liée à l'âge** (ou DMLA) et améliore sensiblement le profil lipidique sanguin (moins de mauvais **cholestérol**, moins de **triglycérides**). Sa teneur importante en arginine s'oppose à la diminution de l'**hormone de croissance** liée à l'âge, et augmente la production d'oxyde nitrique (NO), molécule clef pour favoriser la **microcirculation sanguine** (vasodilatation), notamment celle qui fait défaut dans certains **troubles de la libido**.

AUTRES PROPRIÉTÉS

La noix est antidiarrhéique (surtout après la prise d'antibiotiques), carminative et astringente. La feuille de noyer diminue l'hypertension artérielle, réduit le taux de sucre sanguin en cas de diabète et est également antidiarrhéique.

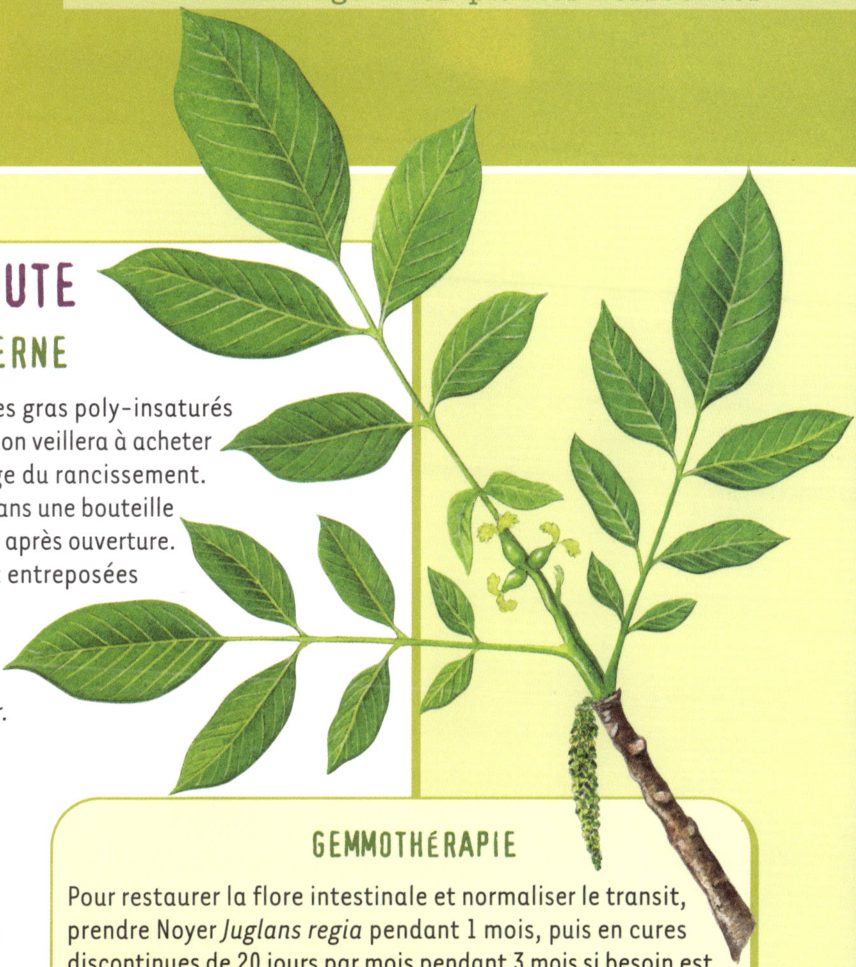

LES CONSEILS DU PHYTOTHÉRAPEUTE

PAR VOIE INTERNE

Pour bénéficier des propriétés des acides gras poly-insaturés (oméga-3) et des antioxydants des noix, on veillera à acheter ces fruits dans leur coque qui les protège du rancissement. L'huile de noix devra être conditionnée dans une bouteille en verre fumé et consommée rapidement après ouverture. Idéalement, noix et huile de noix seront entreposées au réfrigérateur.

NOIX FRAÎCHES OU SÈCHES :

Consommer une dizaine de noix par jour.

ou

HUILE DE NOIX :

Consommer 2 cuillerées à soupe par jour.

ou

INFUSION DE FEUILLES DE NOYER :

> **faire infuser 2 g (soit 2 cuillerées à café) de feuilles finement coupées dans 25 cl d'eau bouillante pendant 5 min, puis filtrer**

Boire 1 tasse 3 fois par jour.

GEMMOTHÉRAPIE

Pour restaurer la flore intestinale et normaliser le transit, prendre Noyer *Juglans regia* pendant 1 mois, puis en cures discontinues de 20 jours par mois pendant 3 mois si besoin est.

Macérat glycériné 1D (bourgeons frais) :

> **100 gouttes**

À prendre le matin.

ou

Macérat-mère :

> **10 gouttes**

À prendre le matin.

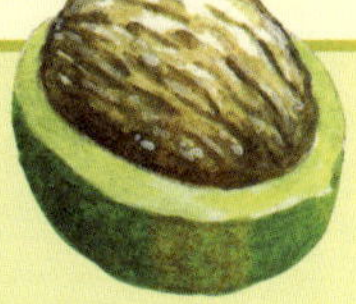

valves. La graine, réduite à deux gros cotylédons, rappelle la forme d'un cerveau. La noix appartient aux oléagineux, plantes à fruits ou graines qui fournissent de l'huile. Les deux principales régions françaises productrices de noix sont le Dauphiné et le Périgord. La noix de Grenoble bénéficie depuis 1938 d'une appellation d'origine contrôlée (AOC) qui protège sa provenance et sa qualité. La noix du Périgord a également obtenu une AOC en 2002.

Parties utilisées
Les fruits et les feuilles.

Principaux constituants
La noix renferme des acides gras mono et poly-insaturés, des polyphénols, des phytostérols, du manganèse, de l'arginine, des protéines de haute valeur biologique, des minéraux et oligo-éléments (potassium, phosphore, magnésium, calcium, fer, zinc, cuivre, vitamine E), des fibres...

LE SAVEZ-VOUS ?
Contrairement à ce que véhicule la rumeur populaire, les noix ne font pas grossir. C'est même probablement le contraire. En effet, la consistance et la composition de la noix induisent rapidement une sensation de satiété, ce qui limite par ailleurs l'absorption d'aliments plus caloriques.

ORTIE

Urtica dioica, Urticacées

On l'appelle aussi : *grande ortie, ortie dioïque, ortie brûlante, ortie piquante, ortie vivace.*

PRÉCAUTIONS D'EMPLOI

Les feuilles peuvent provoquer des réactions d'intolérance en cas d'usage prolongé. Par principe, on évitera l'ortie chez la femme enceinte. L'application de feuilles fraîches écrasées peut induire une sensation de brûlure légère ou des réactions allergiques, qui si elles sont répétées ou se prolongent imposent l'arrêt du traitement.

LE SAVEZ-VOUS ?

L'ortie est l'une des plus anciennes plantes textiles. Ses fibres ont longtemps servi à fabriquer des cordes, des filets et des tissus et l'industrie utilise toujours l'ortie pour en extraire de la chlorophylle.

QUAND PRENDRE L'ORTIE ?

L'ortie, plante reminéralisante, sera d'intérêt dans beaucoup de situations liées à l'âge comme l'**asthénie** (affaiblissement général de l'organisme), l'**ostéoporose**, l'**arthrose** et la **perte des cheveux**.

Comme la prêle, l'ortie fait partie des plantes reminéralisantes utilisées dans l'ostéoporose. Mais elle révèle d'autres qualités contre les maux de l'âge. Le suc frais, en particulier, est utilisé de longue date contre les douleurs articulaires inflammatoires et les plaies.

Un peu d'histoire

Les populations de l'âge de pierre utilisaient déjà l'ortie comme légume. Dans l'Antiquité, Dioscoride préconisait les graines en décoction dans du vin comme aphrodisiaque, et les feuilles écrasées en cataplasme contre les plaies gangréneuses, les ulcères et les suppurations. Les effets de la plante dans l'hémoptysie, les métrorragies, les saignements de nez, les hémorragies diverses ont aussi été rapportés. Elle a été une boisson à la mode et a même joué un rôle dans les pratiques magiques : elle apaisait la peur si on la tenait avec des brins de millefeuille et permettait de prendre aisément des poissons dans les rivières si l'on s'était préalablement enduit les mains de son suc associé au suc d'estragon...

Comment la reconnaître ?

La grande ortie est une plante vivace de 60 à 120 cm de haut, à tiges robustes dressées, entièrement couverte de poils urticants. Les feuilles opposées, de couleur vert sombre, sont velues sur les deux faces et bordées de dents aiguës. Les petites fleurs unisexuées (sur des pieds séparés) forment des chatons verdâtres pour les mâles et se groupent en grappes pendantes pour les femelles. Les fruits sont des akènes beige-brun, à odeur de graine de carotte.

L'ortie pousse dans les sols riches en azote, près des lieux habités et dans les jardins jusqu'à 2 400 m d'altitude. C'est une plante commune dans toutes les régions tempérées.

Parties utilisées

Les feuilles, les tiges, les racines.

Principaux constituants

Les feuilles renferment entre autres des flavonoïdes, des minéraux (calcium, potassium, silicium, fer, magnésium), des acides caféique et chlorogénique. Les racines sont riches en lectines, glycanes, galacturosanes, lignanes, tanins et stérols. Les graines contiennent des protéines, des mucilages et 30 % d'huile grasse.

AUTRES PROPRIÉTÉS

L'ortie lutte contre les troubles associés à l'hypertrophie bénigne de la prostate (en association avec le palmier de Floride ou le prunier africain). C'est un draineur rénal : elle facilite l'élimination de l'acide urique et prévient l'apparition de calculs rénaux. En outre, elle favorise la montée de lait chez la femme qui allaite, soulage la rhinite allergique, la fatigue intellectuelle et physique, et lutte contre la fragilité des ongles.

LES CONSEILS DU PHYTOTHÉRAPEUTE

L'ortie se prend pendant 1 mois, puis en cures discontinues de 20 jours par mois pendant 3 mois si besoin est.

PAR VOIE INTERNE

PRÉPARATION CULINAIRE :

Consommer les feuilles cuites ou en potage.

ou

POUDRE TOTALE :

> en gélules de 500 mg

Prendre 1 gélule matin et soir pendant les repas.

ou

EXTRAIT SEC :

> en gélules de 100 mg

Prendre 1 gélule matin et soir pendant les repas.

ou

INFUSION :

> laisser infuser 5 g de feuilles et de fleurs séchées dans 15 cl d'eau frémissante pendant 15 min, puis filtrer

Boire 1 tasse matin, midi et soir, avant les repas.

PAR VOIE EXTERNE

DÉCOCTION :

> faire bouillir 150 g de feuilles séchées avec leurs tiges dans un 1,5 litre d'eau bouillante pendant 15 min, puis filtrer

Appliquez en lotion sur les cheveux.

ou

FEUILLES FRAÎCHES :

> froisser avec des gants en plastique quelques feuilles fraîchement cueillies, les passer sous l'eau dans un tamis pour éliminer le maximum de poils urticants, puis les sécher en les tamponnant doucement dans un linge propre

Appliquer les feuilles écrasées au niveau des douleurs articulaires inflammatoires.

LE SAVEZ-VOUS ?

Les propriétés urticantes de l'ortie disparaissent à la cuisson et au séchage. L'application de feuilles de plantain froissées soulagent aussi cet effet irritant.

ATTENTION !

Il ne faut pas confondre l'ortie (Urtica dioica), de la famille des Urticacées, avec « l'ortie blanche » ou lamier blanc (Lamium album), de la famille des Lamiacées, aux propriétés différentes !

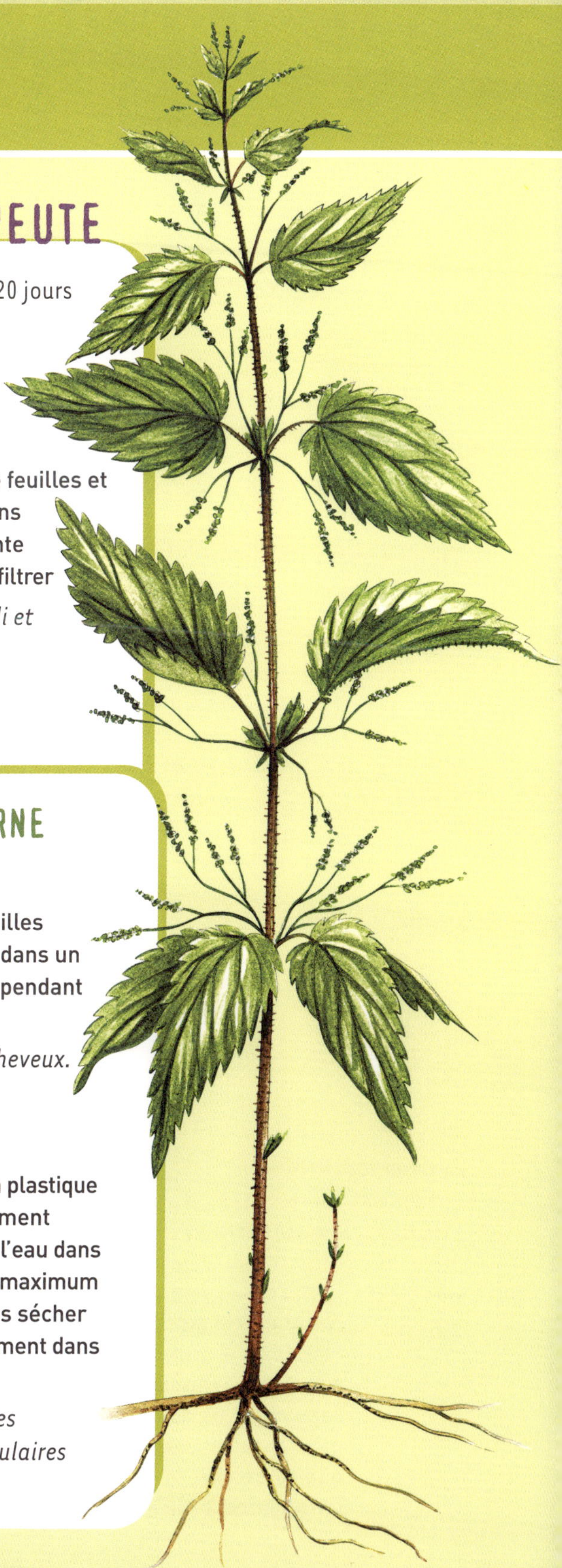

PASSIFLORE

Passiflora incarnata, Passifloracées **On l'appelle aussi :** *fleur de la Passion, grenadille, liane officinale.*

PRÉCAUTIONS D'EMPLOI

La passiflore est contre-indiquée durant la grossesse et l'allaitement. Par principe, elle ne sera pas utilisée conjointement avec les médicaments de type barbituriques, anxiolytiques ou sédatifs. Attention également à la baisse possible de la vigilance pour les conducteurs de véhicule.

Plante de l'anxiété et du sommeil, la passiflore possède aussi des capacités antioxydantes et pourra par ailleurs être préconisée dans les cas de sexualité défaillante. Elle aurait une action préventive sur la survenue de certains cancers.

Un peu d'histoire

Les explorateurs espagnols ont découvert la passiflore au Pérou en 1569, mais les Aztèques connaissaient déjà ses propriétés. Les Amérindiens du sud des États-Unis l'utilisaient abondamment, tant en cuisine que pour traiter certains maux. Au XVIIe siècle, les Espagnols ont introduit la plante en Europe où elle fut rapidement adoptée et intégrée à la pharmacopée mondiale. Elle entre depuis lors dans la composition de préparations médicamenteuses qu'on trouve, encore aujourd'hui, dans plusieurs pays européens.

Comment la reconnaître ?

La passiflore est une liane grimpante qui se fixe aux supports à l'aide de vrilles. Elle peut atteindre plusieurs mètres de hauteur. Les grandes fleurs solitaires présentent des pétales blancs, surmontés d'une couronne de filaments pourpres ou roses, et des étamines à sacs orangés.

Les fruits ovoïdes et charnus, de couleur verdâtre ou brunâtre, renferment une pulpe comestible rafraîchissante un peu visqueuse et riche en vitamine C.

Très exigeante en chaleur, la passiflore pousse dans les régions tropicales et subtropicales de nombreuses régions du monde, notamment dans le midi de la France. Elle est cultivée principalement aux États-Unis dans l'État de Virginie.

Parties utilisées

Les parties aériennes.

Principaux constituants

La partie aérienne de la passiflore contient essentiellement des alcaloïdes indoliques du groupe de l'harmane, des flavonoïdes, des hétérosides, ainsi que du maltol. On extrait de la passiflore de la chrysine, un flavonoïde à forte capacité antioxydante. C'est aussi le plus puissant inhibiteur naturel de l'aromatase, une enzyme qui transforme les hormones androgènes comme la testostérone en œstrogènes. Cette action s'oppose potentiellement à la baisse de la production d'hormones masculines liée à l'âge et à l'origine de dysfonctionnements de la libido.

QUAND PRENDRE LA PASSIFLORE ?

La passiflore est surtout indiquée pour les **troubles du sommeil**, **l'anxiété**, **l'irritabilité** et les **palpitations**. Elle sera également intéressante dans les troubles de la **libido**.

AUTRES PROPRIÉTÉS

La passiflore est traditionnellement employée pour ses propriétés antispasmodiques.

LES CONSEILS DU PHYTOTHÉRAPEUTE

La passiflore se prend pendant 1 mois, puis en cures discontinues de 20 jours par mois pendant 3 mois si besoin est.

PAR VOIE INTERNE

INFUSION :

> laisser infuser 15 g de fleurs et de feuilles séchées dans 1 tasse d'eau bouillante pendant 10 min et filtrer

Boire 1 tasse matin, midi et soir entre les repas, dont 1 avant le coucher.

ou

POUDRE TOTALE :

> en gélules de 500 mg

Prendre 1 gélule matin et soir, au moment des repas.

ou

EXTRAIT SEC (NÉBULISAT) :

> en gélules de 100 mg

Prendre 1 gélule matin et soir, au moment des repas.

ou

TEINTURE MÈRE TM :

> 50 gouttes

À prendre matin et soir dans un verre d'eau, avant les repas.

ou

SUSPENSION INTÉGRALE DE PLANTES FRAÎCHES (SIPF®) :

> 1 cuillerée à café

À prendre matin et soir, au moment des repas, dilué dans un verre d'eau.

Il existe aussi de nombreuses spécialités pharmaceutiques.

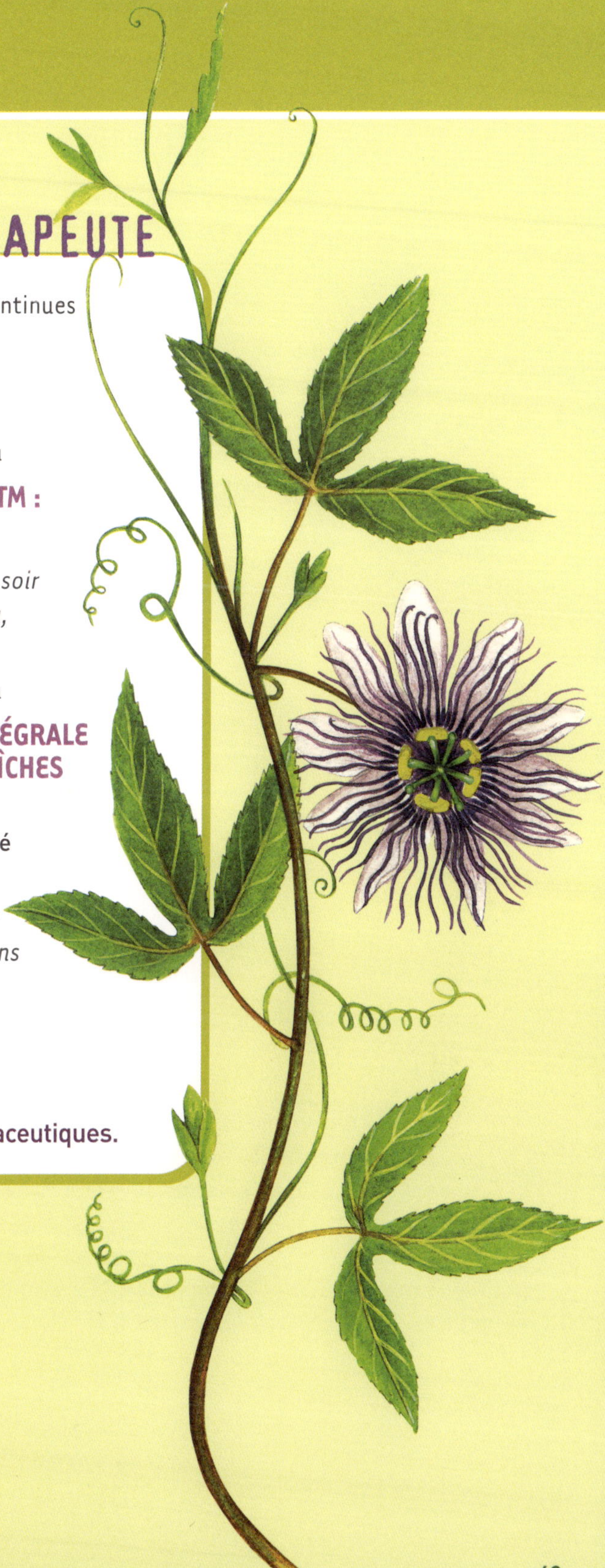

LE SAVEZ-VOUS ?
Passiflora incarnata *signifie « fleur qui incarne la Passion », car les jésuites qui l'ont découverte pensaient qu'elle symbolisait la couronne d'épines et la passion du Christ. En effet, la pseudo-corolle de filaments pourpres de la fleur peut suggérer une couronne d'épines ; les 3 stigmates, des clous ; les 5 étamines, les blessures. Mais encore, les feuilles pointues peuvent rappeler des lances et les vrilles, les lanières d'un fouet...*

PRÊLE DES CHAMPS

Equisetum arvense, Équisétacées

On l'appelle aussi : *prêle commune, herbe à récurer, queue de chat.*

PRÉCAUTIONS D'EMPLOI

La prêle ne doit pas être donnée aux femmes enceintes ou qui allaitent. Elle est également contre-indiquée en cas d'œdème d'origine cardiaque ou rénal, ou de maladies avérées du foie ou des reins.

LE SAVEZ-VOUS ?

*Il ne faut pas confondre la prêle des champs avec la prêle des marais (*Equisetum palustre*) qui est toxique.*

La prêle doit ses vertus médicinales à sa forte teneur en silice. Elle montrera surtout son intérêt en prévention et en traitement des douleurs osseuses, arthrose et arthrite, mais a également une action bienfaisante sur les désordres génito-urinaires.

Un peu d'histoire

La prêle est une plante fossile dont les origines remontent à la préhistoire. Comme les fougères et les mousses, elle ne fleurit pas et ne produit pas de graines. Elle se reproduit à l'aide de spores que portent les tiges brunes fertiles qui sortent tôt au printemps. La prêle a souvent été utilisée pour récurer. On attribue généralement cet usage à sa teneur en silice et en saponines. Dans certaines contrées, on avait également l'habitude d'en attacher quelques tiges à la queue des chevaux qui pouvaient ainsi mieux chasser les mouches importunes.

Comment la reconnaître ?

La tige principale, épaisse de 1 à 3,5 mm, est constituée de segments de 2 à 6 cm de long séparés par des nœuds. Elle est creuse. Les nœuds des tiges sont enveloppés de gaines membraneuses munies de dents. Au printemps apparaissent des tiges fertiles possédant à leur extrémité un épi oblong. Elles se fanent pour laisser place aux tiges stériles. À chaque nœud, la prêle porte de petites feuilles triangulaires soudées en verticilles terminés par un épi fructifère.

La prêle pousse abondamment en Europe, en Afrique du Nord, en Amérique et dans le nord de l'Asie. Elle affectionne particulièrement le bord des routes. Cette espèce, commune en France, aime les sols humides, voire marécageux, argilo-siliceux.

QUAND PRENDRE LA PRÊLE ?

La prêle pourra être employée dans tous les processus dégénératifs articulaires (**arthrose**) et vasculaires (**athérosclérose**), mais aussi pour prévenir la **perte osseuse** en favorisant la reminéralisation grâce à sa richesse en silice. Son action sur le tissu conjonctif lui permet d'être active sur l'**ostéoporose**, la prévention des **rides**, des **vergetures**, et de renforcer les **ongles** et les **cheveux**.

AUTRES PROPRIÉTÉS

La prêle est traditionnellement utilisée pour traiter les coliques néphrétiques, les infections des voies urinaires, les fractures osseuses, la spasmophilie et les petits troubles hémorragiques.
Elle est diurétique.

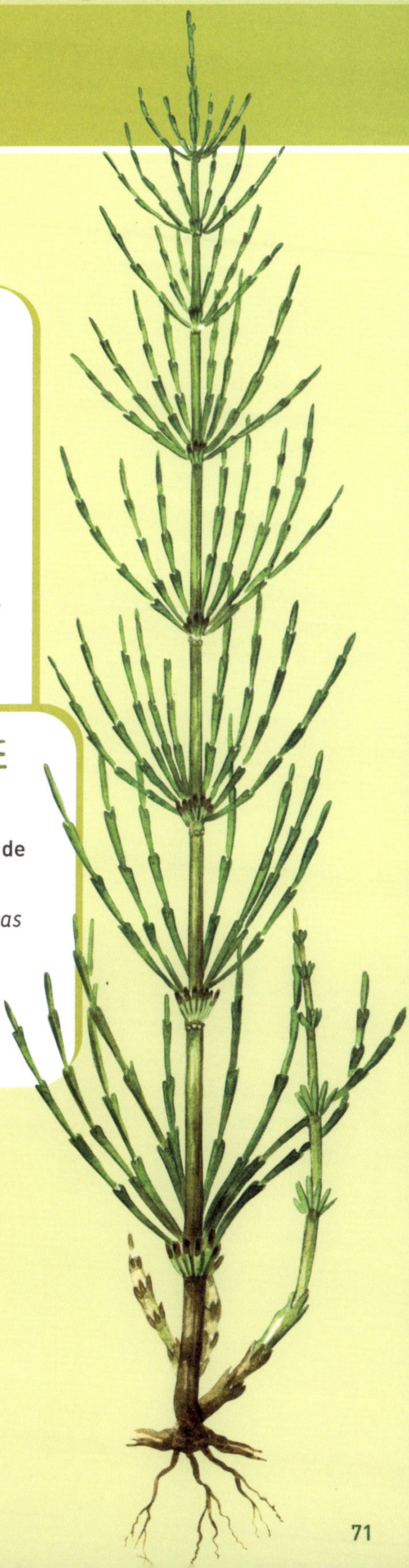

LES CONSEILS DU PHYTOTHÉRAPEUTE

On prendra la prêle pendant 1 mois, puis en cures discontinues de 20 jours par mois pendant 3 mois si besoin est.

PAR VOIE INTERNE

DÉCOCTION :

- faire bouillir 15 g de tiges séchées dans 1 litre d'eau pendant 30 min (faire réduire de moitié), puis filtrer

Boire 3 tasses par jour après les repas.

ou

SUSPENSION INTÉGRALE DE PLANTES FRAÎCHES (SIPF®) :

- 1 cuillerée à café

À prendre matin et soir, après les repas, diluée dans un verre d'eau.

ou

POUDRE TOTALE :

- en gélules de 500 mg

Prendre 2 gélules matin, midi et soir, après les repas.

PAR VOIE EXTERNE

COMPRESSES :

- imprégner une compresse de décoction (voir ci-dessus)

Pour atténuer les rides ou en cas de cicatrisation difficile : appliquer la compresse sur les parties concernées, 3 fois par jour.

Parties utilisées

Les tiges stériles, utilisées vertes ou séchées.

Principaux constituants

La tige de la prêle contient des substances minérales, particulièrement du silicium (silicates et silicium organique). Elle renferme aussi des glucosides flavonoïques et des acides organiques.

ROMARIN

Rosmarinus officinalis, Lamiacées

On l'appelle aussi : *rose marine, encensier, romarin des troubadours, herbe aux couronnes, bouquet de la Vierge.*

PRÉCAUTIONS D'EMPLOI

Certains des constituants du romarin concentrés dans l'huile essentielle ont un effet convulsivant. On évitera donc par principe le romarin chez les personnes présentant des antécédents d'épilepsie ou de convulsions.

LE SAVEZ-VOUS ?

L'huile essentielle de romarin est largement utilisée comme composant aromatique dans l'industrie des cosmétiques (savons, parfums, crèmes, etc.), mais aussi dans l'industrie alimentaire (boissons alcoolisées, desserts, bonbons, etc.) et ses extraits servent comme conservateurs alimentaires et antioxydants.

Le romarin, comme le chardon-Marie, trouve tout son intérêt dans le drainage du foie qu'il assiste dans sa fonction de détoxication. Ses constituants lui confèrent des propriétés antioxydantes qui aident l'organisme à résister à l'usure du temps et à mieux fonctionner.

Un peu d'histoire

Les Anciens vouaient une grande vénération au romarin. On s'en servait généreusement dans toutes les fêtes. Les Égyptiens plaçaient des rameaux de cet arbuste dans la tombe des pharaons afin de fortifier leur âme. L'histoire veut aussi que la reine Élisabeth de Hongrie (XIVe siècle), qui souffrait de rhumatismes chroniques, ait été délivrée de ses problèmes grâce à un remède à base de romarin alors qu'elle était âgée de 72 ans.

Comment le reconnaître ?

Le romarin est un arbrisseau de 0,50 à 1,50 m de haut aux branches couvertes d'une écorce écailleuse et fissurée. Les petites feuilles persistantes, coriaces, sessiles et opposées, sont vert sombre dessus et blanchâtres dessous ; elles sont étroitement lancéolées et à bords enroulés. Les fleurs bleu pâle maculées intérieurement de violet, à calice court en cloche et corolle longue avec 2 étamines, forment de petites grappes axillaires denses en épis. Les fruits sont des tétrakènes bruns. La plante dégage une odeur d'encens légèrement camphrée.

Le romarin pousse à l'état sauvage sur le pourtour méditerranéen, en sol calcaire, dans les maquis et garrigues jusqu'à 1 500 m d'altitude. Il est aujourd'hui répandu un peu partout sous les climats tempérés à hivers doux.

Parties utilisées

Les sommités fleuries, les feuilles.

Principaux constituants

La sommité fleurie et la feuille de romarin contiennent essentiellement des flavonoïdes à l'origine de ses actions spasmolytique, antioxydante et anti-inflammatoire,

QUAND PRENDRE LE ROMARIN ?

L'acide rosmarinique confère au romarin des **propriétés antioxydantes**. Il possède aussi une **action défatigante et tonique** par sa teneur en huile essentielle. Il facilite l'élimination des toxines de l'organisme par son action de **drainage hépatique et biliaire**. En usage externe, il est recommandé pour ses propriétés apaisantes des **douleurs rhumatismales inflammatoires**.

AUTRES PROPRIÉTÉS

Le romarin est un stimulant nerveux. Il est cholérétique, cholagogue et diurétique et lutte contre les troubles digestifs, les crampes, les ballonnements, la constipation, les infections bronchiques et ORL.

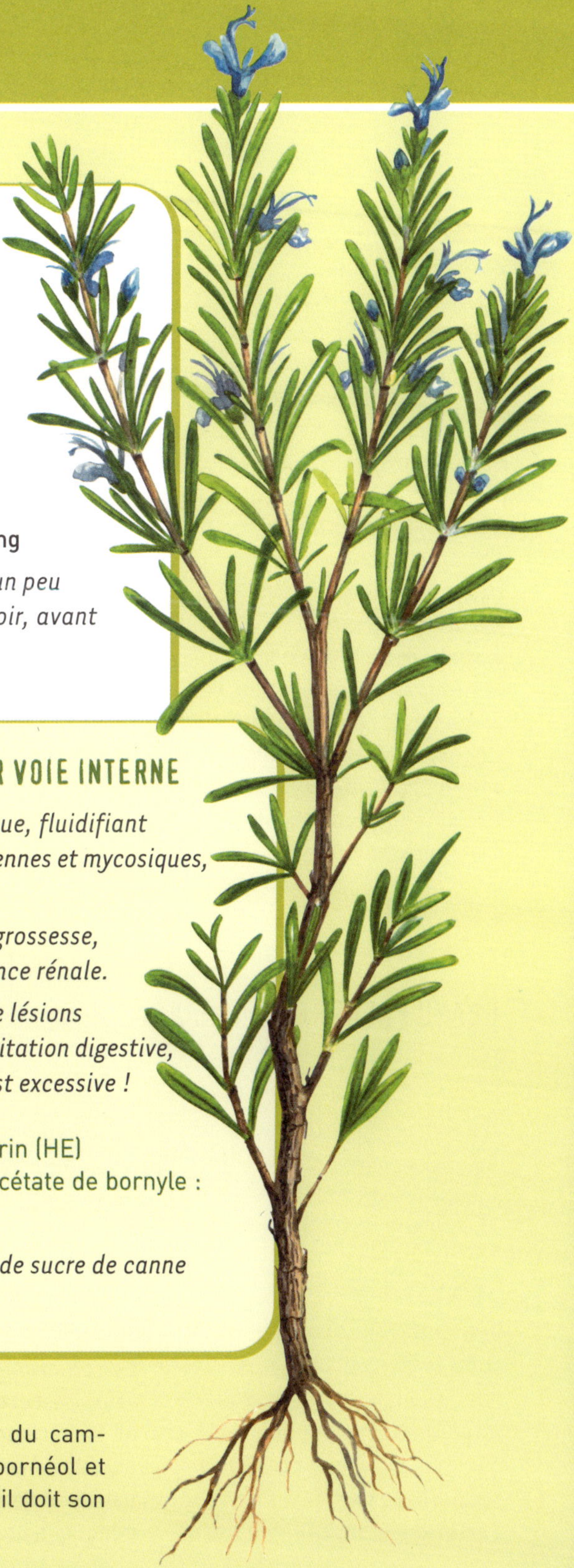

LES CONSEILS DU PHYTOTHÉRAPEUTE

On prendra le romarin pendant 1 mois, puis en cures discontinues de 20 jours par mois pendant 3 mois si besoin est.

PAR VOIE INTERNE

INFUSION :

> plonger 30 g de sommités fleuries dans 1 litre d'eau frémissante pendant 5 min, laisser infuser 15 min, puis filtrer

Boire 1 tasse matin, midi et soir, avant les repas.

ou

EXTRAIT SEC (NÉBULISAT) :

> en gélules de 100 mg

Prendre 1 gélule avec un peu d'eau matin et soir, avant les repas.

ou

POUDRE TOTALE :

> en gélules de 300 mg

Prendre 1 gélule avec un peu d'eau matin, midi et soir, avant les repas.

AROMATHÉRAPIE PAR VOIE INTERNE

Indications : *drainage hépatique, fluidifiant bronchique, infections bactériennes et mycosiques, régulateur nerveux.*

Contre-indications : *enfants, grossesse, allaitement, cancer, insuffisance rénale.*

Attention ! *Il y a des risques de lésions rénales, de convulsions ou d'irritation digestive, si la dose d'huile de romarin est excessive !*

Huile essentielle de romarin (HE)
Rosmarinus officinalis CT acétate de bornyle :

> 2 gouttes

À prendre sur 1/2 morceau de sucre de canne le matin pendant 10 jours.

des acides-phénols (en particulier de l'acide rosmarinique) à l'origine de ses actions cholérétique et cholagogue, et une huile essentielle (contenant du pinène, du camphène, du cinéole, du bornéol et du camphre) à laquelle il doit son action stimulante.

SOJA

Glycine max, Fabacées

On l'appelle aussi : *soja jaune, soya.*

PRÉCAUTIONS D'EMPLOI

Les extraits de soja, riches en isoflavones, sont contre-indiqués chez les femmes ayant des antécédents familiaux de cancer du sein, chez les personnes atteintes de cancer, les femmes enceintes ou qui allaitent et en cas d'hypothyroïdie. En dehors de ces cas, une alimentation riche en soja ne semble pas préjudiciable pour la santé ; ses effets seraient même bénéfiques, si l'on en croit les observations faites en Asie, où la fève de soja est consommée depuis longtemps. Il est cependant souhaitable que la prise d'extrait standardisé en isoflavones (complément alimentaire) soit d'abord soumise à l'avis d'un médecin.

À NOTER !

Une flore intestinale intègre est nécessaire pour profiter au maximum des propriétés du soja ; un rééquilibrage de la microflore par des probiotiques sera parfois utile (voir le chapitre « Relancer le transit intestinal »).

Le soja, sous différentes formes, est un aliment de base incontournable en Asie, où il serait un des facteurs expliquant la moindre incidence des maladies cardio-vasculaires et de certains cancers observée dans cette région du monde. En plus d'être un des aliments les plus riches sur le plan nutritionnel, le soja possède des actions hormonales faibles, s'apparentant aux œstrogènes par sa teneur en isoflavones, molécules douées de propriétés antioxydantes.

Un peu d'histoire

Originaire d'Indochine, le soja n'a été cultivé aux États-Unis qu'au début du siècle, mais aujourd'hui, cet oléagineux représente un marché très important. Le Brésil, la Chine, l'Argentine en sont de gros producteurs, loin devant l'Inde et le Canada. En France, la culture du soja progresse.

Comment le reconnaître ?

Le soja est une plante annuelle herbacée qui atteint jusqu'à 2 m de hauteur. Il présente des feuilles alternes, trifoliées et velues. Les fleurs, blanches ou violettes, sont réunies en grappe. Le fruit (cosse) est une gousse brune, aplatie et velue, renfermant 2 à 4 graines (fèves). Il ne faut pas confondre le soja avec le haricot mungo (*Phaseolus mongo*), dont on mange habituellement les graines germées (appelées communément pousses de soja) crues, généralement en salade, et qui n'a ni les mêmes valeurs nutritionnelles, ni les mêmes propriétés que la fève de soja.

Originaire d'Indochine, le soja a été acclimaté dans les régions chaudes des zones tempérées. C'est la légumineuse la plus cultivée sur la planète et l'aliment végétal le plus nourrissant.

Parties utilisées

Les graines.

Principaux constituants

La graine contient des fibres, des glucides, des lipides, des protéines (40 %), des matières minérales et des vitamines. Elle renferme aussi

QUAND PRENDRE LE SOJA ?

Les isoflavones du soja sont des antioxydants puissants. Ils miment aussi faiblement l'action des œstrogènes produits par notre organisme, une fois ingérés et transformés par notre flore digestive. Cela permet de pallier certaines **baisses d'activité hormonale** liées à l'âge comme à la **ménopause** et confère au soja une action protectrice contre l'**ostéoporose**. La fraction insaponifiable du soja aura un intérêt dans l'**arthrose** et localement dans le **vieillissement cutané**.

AUTRES PROPRIÉTÉS

Le soja lutte contre l'excès de cholestérol, prévient les risques cardio-vasculaires et diminue la résistance à l'insuline.

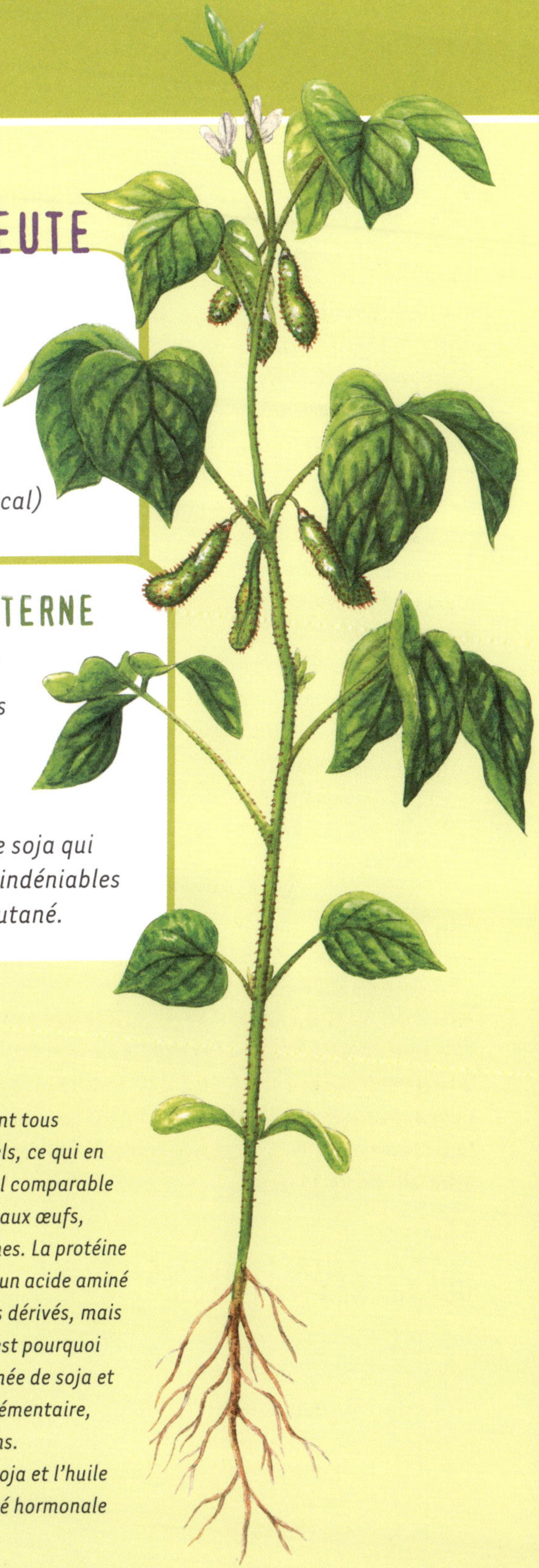

LES CONSEILS DU PHYTOTHÉRAPEUTE

PAR VOIE INTERNE

ALIMENTATION :

Préférer les produits entiers dérivés de la fève de soja : boissons de soja, tofu, miso, tempeh, sauces, yaourts, crèmes... et, dans tous les cas, privilégier le soja non génétiquement modifié.

ou

COMPLÉMENTS ALIMENTAIRES

(toujours après avis médical)

PAR VOIE EXTERNE

Il existe sur le marché de nombreuses crèmes cosmétiques et dermatologiques anti-âge incorporant des extraits de fève de soja qui présentent des effets indéniables sur le vieillissement cutané.

des saponosides triterpéniques et des isoflavones. La lécithine présente dans la graine est constituée d'un mélange de phospholipides. L'huile est riche en acides gras insaturés. L'extrait spécifique de soja appelé « fraction insaponifiable » et utilisé dans l'arthrose renferme des stérols, ainsi que des tocophérols (vitamine E).

LE SAVEZ-VOUS ?

La fève de soja sert à fabriquer de nombreux sous-produits dont les boissons de soja, le tofu, le miso (pâte fermentée), le tempeh (fèves fermentées) et de la sauce. On en tire également de l'huile, de la farine et des protéines.

À NOTER !

La protéine du soja contient tous les acides aminés essentiels, ce qui en fait le seul aliment végétal comparable à la viande, au poisson et aux œufs, du point de vue des protéines. La protéine de soja est riche en lysine, un acide aminé déficient dans le blé et ses dérivés, mais pauvre en méthionine ; c'est pourquoi la consommation simultanée de soja et de céréales est très complémentaire, surtout chez les végétaliens.
Notez que la lécithine de soja et l'huile de soja n'ont pas d'activité hormonale œstrogénique.

THÉIER

Camellia sinensis, Théacées

On l'appelle aussi : *thé, thé vert, thé vierge.*

PRÉCAUTIONS D'EMPLOI

Le thé peut provoquer une excitation, de l'insomnie et une rare accoutumance. Par principe, on en limitera la consommation chez les femmes enceintes et les enfants. Les personnes anémiées (en manque de fer) ne dépasseront pas 4 tasses par jour et éviteront surtout de le consommer en cours de repas, où il peut se combiner avec le fer alimentaire, empêchant son absorption intestinale.
Les personnes sensibles ne boiront pas de thé après 17 h pour éviter les problèmes d'endormissement.

De nombreuses recherches s'intéressent aujourd'hui aux propriétés du thé qui est un allié dans la prévention des effets de l'âge, aussi bien pour ses capacités à combattre le stress oxydatif et l'asthénie que pour son action bénéfique dans la protection des os.

Un peu d'histoire
Selon la légende, dans les années 2700 avant notre ère, alors que l'empereur chinois Shen Nung faisait bouillir de l'eau pour la purifier à l'abri d'un théier sauvage, quelques feuilles tombèrent, se mêlèrent à l'eau et lui donnèrent une couleur et un parfum délicats. L'empereur y goûta et l'apprécia. Le thé a été introduit en Europe au XVIIe siècle. C'est la boisson la plus consommée au monde après l'eau.

QUAND PRENDRE LE THÉ ?

Le thé possède des propriétés intéressantes pour pallier la **baisse de tonus** et retrouver de l'énergie. Sa teneur particulière en polyphénols et en certains tanins, en vitamines A, C et E lui confère des propriétés antioxydantes intéressantes pour combattre le **stress oxydatif** et en prévention du **vieillissement**, des **maladies cardio-vasculaires** et de nombreux **cancers**. Les flavonoïdes du thé noir préviendraient et diminueraient l'**ostéoporose**. L'ingestion de thé ou l'application directe sur la peau des feuilles infusées agiraient préventivement sur les **altérations de la peau**.

AUTRES PROPRIÉTÉS

Le thé agit aussi dans la modification des formes et du poids en stimulant la lipolyse (rôle de la caféine et des catéchines dans le déstockage des graisses).
Il peut participer à la réduction de l'anxiété (rôle de la théanine et de la caféine). Il est utile dans la prévention des calculs rénaux (sauf calculs d'oxalates de calcium), de la cataracte, des caries dentaires et dans la prévention et le traitement des diarrhées. Enfin, il est diurétique.

Comment le reconnaître ?
Le théier est un petit arbre qui peut atteindre 10 m de haut. Très ramifié, il porte des feuilles alternes, persistantes, ovales à bords dentés, vert foncé, brillantes. Les fleurs sont blanches et odorantes. Le fruit est une capsule à plusieurs loges. Originaire de l'Asie, le théier est actuellement cultivé en Inde (thé noir), au Sri Lanka, en Chine (thé vert), dans les pays du Sud-Est asiatique. Dans les plantations, l'arbuste est taillé pour ne pas dépasser 1,50 m. Les feuilles sont récoltées toute l'année. Les jeunes feuilles sont cueillies manuellement et fournissent la meilleure qualité de thé.

Parties utilisées
Les feuilles,
parfois les bourgeons (thé blanc).

Principaux constituants
Les composants les plus importants sont des bases puriques : la caféine (ou théine), la théobromine, et même de la théophylline ; celles-ci possèdent des actions stimu-

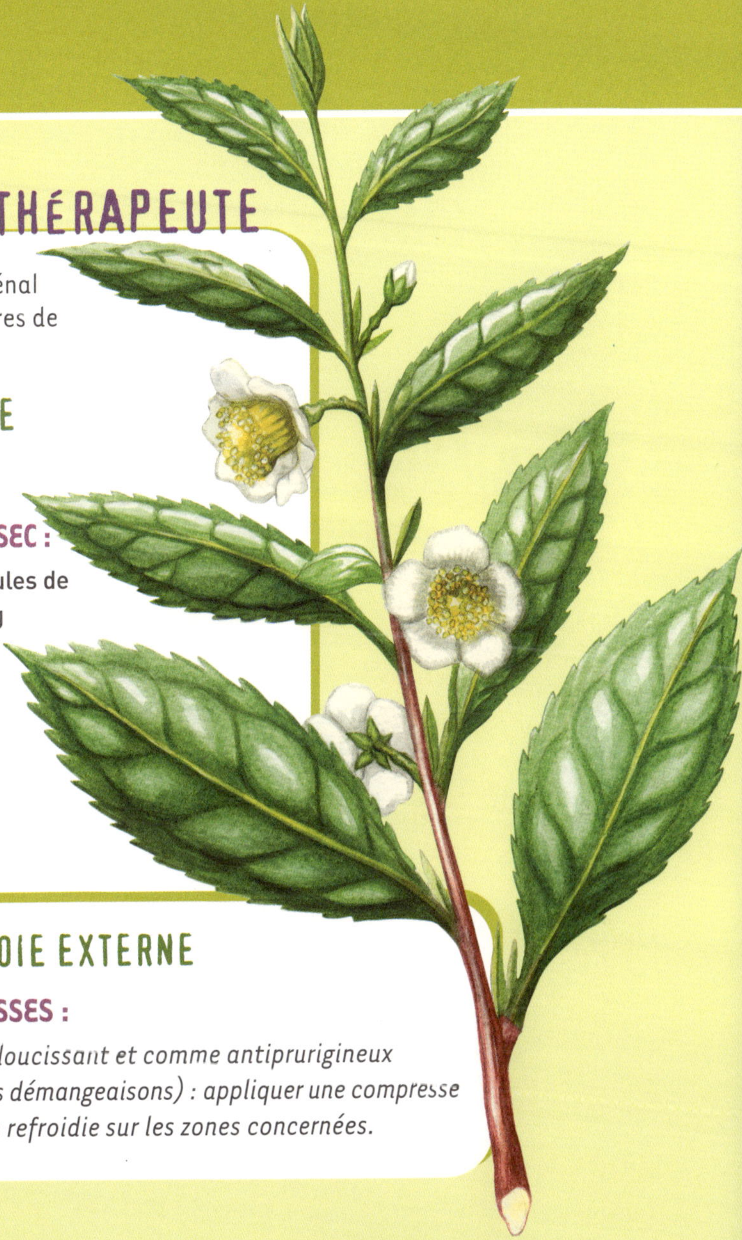

LES CONSEILS DU PHYTOTHÉRAPEUTE

L'infusion est à privilégier pour l'effet drainant rénal de l'eau ingérée qui s'ajoute aux propriétés propres de la plante. On peut en faire un usage courant.

PAR VOIE INTERNE

INFUSION :

> **laisser infuser 3 g (soit 1 cuillerée à café) de feuilles séchées (ou 1 sachet) dans 1 tasse d'eau bouillante pendant 5 min, puis filtrer**

Boire 4 à 6 tasses par jour, réparties dans la journée.

ou

POUDRE TOTALE :

> **en gélules de 500 mg**

Prendre 1 gélule 3 fois par jour, avant les repas.

Éviter la prise du soir en cas d'excitation.

ou

EXTRAIT SEC :

> **en gélules de 100 mg**

Prendre 1 gélule avant les 3 repas.

PAR VOIE EXTERNE

COMPRESSES :

Comme adoucissant et comme antiprurigineux (contre les démangeaisons) : appliquer une compresse d'infusion refroidie sur les zones concernées.

lantes sur le cerveau, le cœur et la respiration. Le thé renferme également des polyphénols, surtout des tanins de type catéchines responsables de l'astringence de la boisson, mais aussi de ses puissantes capacités antioxydantes. Selon le type de thé, sa qualité, l'âge des feuilles, son mode de préparation, la teneur de ces composés phénoliques variera. La théanine est quant à elle responsable du goût et peut modérer l'anxiété.

LE SAVEZ-VOUS ?

Pour déthéiner partiellement la préparation, il suffit de jeter l'eau de la première infusion et de faire infuser de nouveau le thé.

ATTENTION !

Le thé peut entrer en interaction avec des plantes contenant de la caféine et augmenter ainsi leurs effets. Il peut augmenter aussi l'effet de certains médicaments (anticoagulants...), ou en inhiber certaines actions (hypotenseurs, calmants...).

LES PLANTES D'APPOINT

Les plantes qui sont évoquées ici ont des propriétés voisines ou complémentaires des plantes ressources, qui ont été sélectionnées pour leur intérêt de premier plan dans la lutte anti-âge. Elles seront des alternatives intéressantes pour des problèmes particuliers ou si des contre-indications vous empêchent d'avoir recours aux premières. Elles seront également utiles pour obtenir des mélanges dont l'action synergique peut s'avérer plus efficace.

ARTICHAUT *Cynara scolymus*, Astéracées • ***On l'appelle aussi :*** *barigoule, artichaut commun.*

PRÉCAUTIONS D'EMPLOI

L'artichaut est déconseillé aux femmes qui allaitent du fait de son action inhibante possible sur la sécrétion lactée. On l'évitera en cas de calculs biliaires.

Parties utilisées

Les feuilles de la tige.

Intérêt et conseils d'utilisation anti-âge

L'artichaut fait partie des plantes de choix dans la pratique du drainage recommandée pour optimiser le fonctionnement de notre métabolisme. Il facilite en effet l'élimination des substances toxiques par le foie et les reins. L'artichaut est aussi utilisé pour favoriser la digestion en améliorant l'élimination biliaire, diminuer l'excès de cholestérol, traiter de façon annexe le surpoids. Le drainage se pratique en général en cures discontinues. On prendra l'artichaut pendant 1 mois puis, après un arrêt de 1 mois, en cures de 20 jours par mois pendant 3 mois.

PAR VOIE INTERNE

INFUSION :

> laisser infuser 10 g de feuilles fraîches dans 1 tasse d'eau bouillante pendant 15 min, puis filtrer

Boire 1 tasse matin, midi et soir, avant les repas.

ou

DÉCOCTION :

> faire bouillir 50 g de feuilles fraîches dans 1 litre d'eau pendant 10 min, puis filtrer

Boire 1 tasse matin, midi et soir, avant les repas.

ou

JUS :

> 1 cuillerée à soupe

À prendre dans un verre d'eau matin, midi et soir, avant les repas.

ou

TEINTURE MÈRE TM :

> 30 gouttes

À prendre 3 fois par jour dans un verre d'eau, avant les repas.

ou

SUSPENSION INTÉGRALE DE PLANTES FRAÎCHES (SIPF®) :

> 1 cuillerée à café

À prendre 3 fois par jour dans un verre d'eau, au moment des repas.

LE SAVEZ-VOUS ?

Les feuilles du cœur de l'artichaut consommées dans l'alimentation ne possèdent pas les propriétés des feuilles de la tige utilisées en phytothérapie.

AUBÉPINE *Crataegus oxyacantha*, Rosacées

***On l'appelle aussi :** épine blanche, noble épine, bois de mai.*

PRÉCAUTIONS D'EMPLOI

*Par principe, on n'associera pas l'aubépine à la digitale (*Digitalis sp.*) et aux médicaments à base de digitaliques, ainsi qu'au muguet (*Convallaria majalis*). L'avis du médecin est indispensable en cas de traitement à visée cardiaque. À fortes doses, elle peut entraîner quelques troubles digestifs modérés.*

Parties utilisées

Les sommités fleuries.

PAR VOIE INTERNE

INFUSION :

> laisser infuser 5 g de sommités fleuries séchées dans 1 tasse d'eau bouillante pendant 15 min, puis filtrer

Boire 1 tasse matin, midi et soir, après les repas.

ou

EXTRAIT SEC (NÉBULISAT) :

> en gélules de 100 mg

Prendre 1 gélule matin, midi et soir, après les repas, avec un verre d'eau.

ou

TEINTURE MÈRE TM :

> 100 gouttes

À prendre le soir dans un verre d'eau, après le repas.

ou

SUSPENSION INTÉGRALE DE PLANTES FRAÎCHES (SIPF®) :

> 1 cuillerée à café

À prendre dans un verre d'eau, matin et soir, au moment des repas.

Intérêt et conseils d'utilisation

L'aubépine est une plante active sur le système cardio-vasculaire (insuffisance cardiaque légère, arythmie, palpitations). Ses vertus apaisantes sur les troubles du sommeil et de l'humeur liés à l'âge seront un plus. Elle est riche en antioxydants divers. L'aubépine se prend pendant 1 mois, puis en cures discontinues de 20 jours par mois pendant 3 mois si besoin.

BARDANE *Arctium lappa, Astéracées*

***On l'appelle aussi :** grande bardane, gratteron, bouillon noir, herbe aux teigneux.*

PRÉCAUTIONS D'EMPLOI

Attention au risque de confusion avec la racine de Atropa belladona *(belladone).*

Parties utilisées

Les racines, les feuilles.

Intérêt et conseils d'utilisation anti-âge

La racine de bardane facilite le drainage de la peau, des reins et des intestins. On utilise ses propriétés antibiotiques, antimicrobiennes et antifongiques dans le traitement des furoncles et des dermatoses. On la prendra pendant 1 mois, puis en cures discontinues de 20 jours par mois pendant 3 mois si besoin.

PAR VOIE INTERNE

DÉCOCTION :

> faire bouillir 10 g de racines dans 1/2 litre d'eau, laisser réduire d'un tiers, filtrer

Boire 1 tasse tiède avant chaque repas.

ou

SUSPENSION INTÉGRALE DE PLANTES FRAÎCHES (SIPF®) :

> 1 cuillerée à café

À prendre dans un verre d'eau matin et soir.

ou

TEINTURE MÈRE TM :

> 50 gouttes

À prendre dans un verre d'eau matin et soir.

ou

POUDRE TOTALE :

> en gélules de 400 mg

Prendre 1 gélule avec un verre d'eau matin, midi et soir, avant les repas.

ou

EXTRAIT SEC (NÉBULISAT) :

> en gélules de 100 mg

Prendre 1 gélule avec un verre d'eau matin, midi et soir, avant les repas.

Les 10 premiers jours, ne prendre qu'une seule dose par jour.

BOULEAU *Betula pendula ou Betula alba*, Bétulacées

***On l'appelle aussi :** bouleau blanc, bouleau odorant, boulard, bouillard, biole, arbre de la sagesse.*

PRÉCAUTIONS D'EMPLOI

Le bouleau est contre-indiqué chez les personnes atteintes d'insuffisance cardiaque et rénale compliquée d'œdèmes.

Parties utilisées

Les feuilles,
la sève.

Intérêt et conseils d'utilisation anti-âge

Le bouleau s'utilise en complément des plantes de drainage hépatique pour assurer le drainage rénal (par exemple, chardon-Marie + bouleau ou romarin + bouleau). On le prendra pendant 1 mois, puis en cures discontinues de 20 jours par mois pendant 3 mois si besoin.

PAR VOIE INTERNE

INFUSION :

> laisser infuser 5 g de feuilles séchées dans 1 tasse d'eau bouillante pendant 10 min, puis filtrer

Boire 1 tasse le matin à jeun, 1 en fin de matinée et 1 en fin d'après-midi.

ou

POUDRE TOTALE :

> en gélules de 250 mg

Prendre 2 gélules matin, midi et soir, au moment des repas, avec un verre d'eau.

ou

EXTRAIT SEC (NÉBULISAT) :

> en gélules 100 mg

Prendre 1 gélule matin, midi et soir, au moment des repas, avec un verre d'eau.

ou

JUS :

> 1 cuillerée à soupe

À prendre dans un verre d'eau matin, midi et soir, avant les repas.

ou

TEINTURE MÈRE TM :

> 50 gouttes

À prendre matin et soir dans un verre d'eau, avant les repas.

ou

SÈVE DE BOULEAU :

> 1 cuillerée à café

À prendre dans un verre d'eau 2 fois par jour.

CHICORÉE *Cichorium intybus*, Astéracées

***On l'appelle aussi :** chicorée amère, sauvage, des champs ou commune, yeux-de-chat, cheveux-de-paysan, barbe-de-capucin, écoubette, herbe à café.*

PRÉCAUTIONS D'EMPLOI

La chicorée peut stimuler l'appétit et la prise de poids chez les personnes sans équilibre alimentaire. Elle est à éviter en cas d'allergie aux Astéracées (pissenlit, marguerite...).

Parties utilisées

Les parties aériennes, récoltées avant l'ouverture des fleurs, mais surtout les racines et parfois les graines, récoltées à l'automne.

Intérêt et conseils d'utilisation anti-âge

La chicorée présente un intérêt dans la lutte anti-âge par ses propriétés dépuratives avec action de drainage au niveau du foie et des reins. Elle a une action de régulation de la flore intestinale et combat les ballonnements, lenteurs digestives, flatulences... Elle contribue à faire baisser le taux des lipides sanguins. On la prendra pendant 1 mois, puis en cures discontinues de 20 jours par mois pendant 3 mois si besoin.

PAR VOIE INTERNE

INFUSION :

> laisser infuser 4 g de racines durant 10 min dans 150 ml d'eau bouillante, puis filtrer

Boire 1 tasse par jour.

Ce dosage convient pour tous les usages cités ici.

PAR VOIE EXTERNE

Pour traiter diverses dermatoses et la goutte.

Appliquez des compresses d'infusion tiède sur les zones à traiter.

CIMICIFUGA *Cimicifuga racemosa*, Renonculacées

On l'appelle aussi : *actée à grappes noires, herbe aux punaises.*

PRÉCAUTIONS D'EMPLOI

Le cimicifuga s'utilisera toujours après un avis médical et il sera en général associé à une plante à visée progestative. Il est en particulier contre-indiqué durant la grossesse et l'allaitement. Cette plante peut par ailleurs entraîner des troubles intestinaux légers, des céphalées, une sensation de jambes lourdes et une prise de poids.

Parties utilisées

La racine.

Intérêt et conseils d'utilisation anti-âge

La plante contient des principes actifs qui pallient un manque d'œstrogènes. Elle réduit notamment les bouffées de chaleur et les troubles liés à la ménopause, moment où l'on rencontre une baisse, puis un arrêt de la production des hormones chez la femme. Le cimicifuga est actif sur le syndrome prémenstruel et les douleurs menstruelles. Il contribuerait à faire baisser l'hypertension artérielle et apaiserait la nervosité. Il est aussi utilisé traditionnellement dans les poussées inflammatoires de l'arthrose. La durée d'utilisation sera fixée par le médecin.

PAR VOIE INTERNE

La durée d'utilisation, la forme et la dose seront fixées par le médecin.

FRÊNE ÉLEVÉ *Fraxinus excelsior*, Oléacées

On l'appelle aussi : *quinquina d'Europe, langue d'oiseau, frêne commun.*

PRÉCAUTIONS D'EMPLOI

Aucune contre-indication connue.

Parties utilisées

Les feuilles,
l'écorce.

Intérêt et conseils d'utilisation anti-âge

Le frêne élevé a une activité reconnue sur les douleurs articulaires de l'arthrose et de l'arthrite. Il est indiqué dans le drainage rénal. Il est aussi traditionnellement employé contre la goutte, les calculs rénaux, la rétention d'eau, l'obésité, la cellulite, la fièvre. On prendra le frêne élevé pendant 1 mois, puis en cures discontinues de 20 jours par mois pendant 3 mois si besoin.

PAR VOIE INTERNE

INFUSION :

> laisser infuser 30 g de feuilles séchées dans 1 litre d'eau bouillante pendant 15 min, puis filtrer

Boire 1 tasse matin, midi et soir, après les repas.

ou

POUDRE TOTALE :

> en gélules de 200 mg

Prendre 1 gélule avec un verre d'eau matin, midi et soir, au moment des repas.

ou

EXTRAIT SEC (NÉBULISAT) :

> en gélules de 100 mg

Prendre 1 gélule avec un verre d'eau matin et soir, au moment des repas.

ou

TEINTURE MÈRE TM :

> 50 gouttes

À prendre le matin dans un verre d'eau.

GATTILIER *Vitex agnus-castus*, Verbénacées

On l'appelle aussi : *vitex, arbre au poivre, agneau-chaste, poivre de moine.*

PRÉCAUTIONS D'EMPLOI

Un avis médical est recommandé avant toute prise. On évitera cette plante pendant la grossesse.

Parties utilisées

Les baies mûres,
les sommités fleuries.

Intérêt et conseils d'utilisation anti-âge

Le gattilier agit en phase de ménopause pour compenser le déficit en progestérone. Il régularise le cycle menstruel, le syndrome prémenstruel, combat l'endométriose, les douleurs au niveau des seins. La durée du traitement sera fixée par le médecin.

PAR VOIE INTERNE

La durée d'utilisation, la forme et la dose seront fixées par le médecin.

GINGEMBRE *Zingiber officinale*, Zingibéracées

PRÉCAUTIONS D'EMPLOI

En cas de surdosage, des crampes intestinales et un blocage de l'activité de l'estomac peuvent survenir.

Parties utilisées

Le rhizome.

Intérêt et conseils d'utilisation anti-âge

Le gingembre est actif sur l'arthrose, l'arthrite et possède des propriétés toniques générales, cardiotoniques et hépatoprotectrices. Il est par ailleurs carminatif, cholagogue, antimigraineux, antibactérien et fongicide. Il stimule la sécrétion salivaire et gastrique et diminue les nausées. Le gingembre se prend pendant 1 mois, puis en cures discontinues de 20 jours par mois pendant 3 mois si besoin.

PAR VOIE INTERNE

INFUSION :

> faire infuser 1 g de gingembre en poudre (ou environ 5 g de gingembre frais râpé) dans 25 cl d'eau durant 10 min, puis filtrer

Boire 1 tasse matin, midi et soir, après les repas.

ou

DÉCOCTION :

> faire bouillir 3 g de fragments de rhizome séché dans 25 cl d'eau pendant 20 min, puis filtrer

Boire 1 tasse matin, midi et soir, après les repas.

ou

POUDRE TOTALE :

> en gélules de 500 mg

Prendre 1 gélule matin et midi, avant les repas.

ou

EXTRAIT SEC :

> en gélules de 150 mg

Prendre 1 gélule matin et midi, avant les repas.

Il existe aussi des préparations magistrales.

GUARANA *Paullinia cupana, Sapindacées*

PRÉCAUTIONS D'EMPLOI

Le guarana est contre-indiqué durant la grossesse et l'allaitement. On l'évitera en cas de maladie cardiaque, de troubles du sommeil et de l'humeur, d'ulcères digestifs, d'hypertension artérielle ou de troubles rénaux. Il peut entraîner excitation, insomnie, irritation de l'estomac (surtout s'il est pris l'après-midi et le soir). Le surdosage se traduit par des maux de tête, de l'hypertension artérielle, des troubles du rythme cardiaque. Effet cumulatif possible avec d'autres plantes à caféine et interactions possibles avec certains médicaments : aspirine, théophylline, cimétidine et certains neuroleptiques.

Parties utilisées

Les graines.

Intérêt et conseils d'utilisation anti-âge

Le guarana est intéressant dans la gestion du poids car il modère l'appétit, augmente la dépense énergétique et « brûle » les graisses (par stimulation de la lipolyse *via* le système sympathique). Plante tonique par sa teneur en caféine, il dynamise les capacités intellectuelles et physiques et permet un maintien et une récupération du tonus et de la forme. Enfin, par ses constituants, il peut aussi stimuler la libido. Il est en outre traditionnellement employé en cas de diarrhée légère. On prendra le guarana pendant 1 mois, puis en cures discontinues de 20 jours par mois pendant 3 mois si besoin.

PAR VOIE INTERNE

TEINTURE MÈRE TM :

> 25 gouttes

À prendre dans un verre d'eau, le matin et le midi.

ou

EXTRAIT SEC :

> 100 mg

À prendre le matin et le midi, avec un verre d'eau.

HARPAGOPHYTON *Harpagophytum procumbens, Pédaliacées*

***On l'appelle aussi :** griffe du diable, racine de Windhoek.*

PRÉCAUTIONS D'EMPLOI

L'harpagophyton est contre-indiqué chez la femme enceinte et en cas d'ulcère gastro-duodénal.

Parties utilisées

Les racines secondaires.

Intérêt et conseils d'utilisation

L'harpagophyton est une plante de référence dans le traitement des articulations douloureuses et inflammatoires. Il est aussi traditionnellement indiqué pour diminuer l'acide urique et le cholestérol sanguin. Il est spasmolytique. Il se prend pendant 1 mois, puis en cures discontinues de 20 jours par mois pendant 3 mois si besoin.

PAR VOIE INTERNE

POUDRE TOTALE :

> en gélules de 500 mg

Prendre 2 gélules matin, midi et soir, au moment des repas.

ou

DÉCOCTION :

> faire bouillir 15 g (ou 1 c. à soupe) de racine séchée dans 1 litre d'eau pendant 20 min, laisser macérer 1 nuit, puis filtrer

Boire dans la journée, sans réchauffer ni sucrer.

ou

INFUSION :

> laisser infuser 1 cuillerée à café de racine séchée dans 50 cl d'eau bouillante pendant 1 nuit, puis filtrer

Boire 1 tasse matin, midi et soir.

ou

EXTRAIT SEC (NÉBULISAT) :

> en gélules de 300 mg

Prendre 2 gélules matin, midi et soir, au moment des repas.

PAR VOIE EXTERNE

MASSAGE :

Appliquer pommade, crème ou gel en massage 2 fois par jour sur les articulations douloureuses.

OLIVIER *Olea europea*, Oléacées

On l'appelle aussi : *boutaillon, boucellaou, mouraou, ampoulaou, olivier franc.*

PRÉCAUTIONS D'EMPLOI

Aucune contre-indication connue.

Parties utilisées

Les feuilles et les fruits.

Intérêt et conseils d'utilisation

Les feuilles de l'olivier sont vasodilatatrices des coronaires et régulent le rythme cardiaque. Elles seront employées dans le traitement des troubles circulatoires comme l'hypertension artérielle modérée, mais aussi en cas de maux de tête, vertiges et bourdonnements d'oreilles... L'olivier est apprécié pour ses vertus hypoglycémiantes, cholagogues et diurétiques. Il est aussi employé dans le diabète non insulino-dépendant (en traitement d'appoint) et en cas de calculs biliaires. On prendra l'olivier pendant 1 mois, puis en cures discontinues de 20 jours par mois pendant 3 mois si besoin.

PAR VOIE INTERNE

INFUSION :

> laisser infuser 50 g de feuilles séchées coupées en morceaux dans 1 litre d'eau bouillante pendant 20 min, puis filtrer

Boire 1 tasse matin, midi et soir, après les repas.

ou

DÉCOCTION :

> faire bouillir 40 g de feuilles séchées coupées en morceaux dans 1 litre d'eau pendant 10 min, puis filtrer

Boire 1 tasse matin, midi et soir, après les repas.

ou

POUDRE TOTALE :

> en gélules de 500 mg

À prendre avec un verre d'eau matin, midi et soir, au moment des repas.

ou

EXTRAIT SEC (NÉBULISAT) :

> en gélules de 100 mg

À prendre avec un verre d'eau matin, midi et soir, au moment des repas.

ou

TEINTURE MÈRE TM :

> 40 gouttes

À prendre matin et soir dans un verre d'eau.

PAR VOIE EXTERNE

On choisira à cette fin de l'huile d'olive extra, vierge et de première pression à froid.

MASSAGE :

Appliquer quotidiennement un peu d'huile sur la peau déshydratée et masser jusqu'à pénétration.

En usage externe, l'huile d'olive, par sa richesse en vitamine E et acides gras mono-insaturés, combattra les effets du vieillissement cutané.

PALMIER DE FLORIDE *Serenoa repens*, Palmacées

On l'appelle aussi : *baies de Sabal, palmier nain, chou palmiste, palmier-scie.*

PRÉCAUTIONS D'EMPLOI

Aucune contre-indication connue.

Parties utilisées

Les fruits.

Intérêt et conseils d'utilisation

Les baies sont intéressantes dans le traitement des troubles de la prostate et notamment de l'hyperplasie bénigne de la prostate. Elles possèdent en outre des propriétés anti-inflammatoires et diurétiques avec amélioration du débit urinaire chez le prostatique. Le palmier de Floride par voie générale est réputé actif dans certaines pertes de cheveux. Il se prend pendant 1 mois, puis en cures discontinues de 20 jours par mois pendant 3 mois si besoin.

PAR VOIE INTERNE

EXTRAIT LIPIDOSTÉROLIQUE PERMIXON® :

> en gélules de 160 mg

Prendre 1 gélule matin et soir avec un peu d'eau, au moment des repas.

ou

EXTRAIT SEC :

> en gélules de 500 mg

Prendre 1 gélule matin et soir.

ou

TEINTURE MÈRE TM :

> 50 gouttes

À prendre matin et soir dans un verre d'eau.

PENSÉE SAUVAGE *Viola tricolor*, Violacées

On l'appelle aussi : *pensée des champs, petite pensée, fleur de Notre-Dame, violette des champs, violette tricolore, herbe de la Trinité.*

PRÉCAUTIONS D'EMPLOI

Aucune contre-indication connue.

Parties utilisées
Les fleurs,
les parties aériennes.

Intérêt et conseils d'utilisation anti-âge
La pensée sauvage est principalement utilisée pour le drainage de la peau et pour ses vertus diurétiques. Elle sera aussi intéressante dans le traitement des rhumatismes, de la goutte, de l'athérosclérose. Elle favorise le transit intestinal. La pensée sauvage se prend pendant 1 mois, puis en cures discontinues de 20 jours par mois pendant 3 mois si besoin.
En usage externe, elle accélère la cicatrisation.

PAR VOIE INTERNE

INFUSION :
> faire infuser 20 g de plantes séchées dans 50 cl d'eau bouillante pendant 15 min, puis filtrer

Boire 1 tasse matin, midi et soir, avant les repas.

ou

POUDRE TOTALE :
> en gélules de 500 mg

Prendre 2 gélules matin et soir, au moment des repas.

ou

EXTRAIT SEC (NÉBULISAT) :
> en gélules de 100 mg

Prendre 1 gélule matin, midi et soir, au moment des repas.

ou

TEINTURE MÈRE TM :
> 50 gouttes

À prendre matin et soir dans un verre d'eau.

LE SAVEZ-VOUS ?
Pendant le traitement, la pensée sauvage induit parfois des urines malodorantes.

PISSENLIT *Taraxacum officinale*, Astéracées

On l'appelle aussi : *dent de lion, laitue de chien, florin d'or.*

PRÉCAUTIONS D'EMPLOI

On n'emploiera pas le pissenlit en cas d'occlusion ou de calculs biliaires.

Parties utilisées
La racine,
les feuilles.

Intérêt et conseils d'utilisation anti-âge
Le pissenlit facilite l'élimination des toxines de l'organisme par un effet diurétique (drainage rénal). Il est traditionnellement indiqué pour la rétention d'eau, l'insuffisance rénale, la cellulite, les calculs rénaux. Il possède une action tonique et facilite la digestion et le transit intestinal. Il est également un stimulant de l'appétit. Le pissenlit se prend pendant 1 mois, puis en cures discontinues de 20 jours par mois pendant 3 mois si besoin.

PAR VOIE INTERNE

INFUSION :
> laisser infuser 30 g de feuilles séchées dans 50 cl d'eau bouillante durant 15 min, puis filtrer

Boire 1 bol matin, midi et soir.

ou

DÉCOCTION :
> faire bouillir doucement 20 g de racines séchées dans 1 litre d'eau pendant 10 min, puis filtrer

Boire 1 bol matin, midi et soir.

ou

TEINTURE MÈRE TM :
> 50 gouttes

À prendre matin et soir dans un verre d'eau.

ou

SUSPENSION INTÉGRALE DE PLANTES FRAÎCHES (SIPF®) :
> 3 cuillerées à café dans 1 litre d'eau

À boire dans la journée.

Salade de pissenlits
À la saison, mangez 2 ou 3 fois par semaine une salade de plantes sauvages (encore en boutons, avant la floraison).

SOUCI *Calendula officinalis*, Astéracées

On l'appelle aussi : *souci des jardins, fleur des tout premiers jours de mai, fleur de calendule, marigold.*

PRÉCAUTIONS D'EMPLOI

Le calendula est à réserver à l'usage local : il ne doit pas être avalé car il présente une toxicité non négligeable.

Parties utilisées

Les capitules floraux.

Intérêt et conseils d'utilisation anti-âge

Par ses vertus adoucissantes, le souci prévient les altérations de la peau. Il entre d'ailleurs dans la composition de nombreuses préparations pour les soins dermatologiques et cosmétiques. Il est utilisé dans les affections de la cavité buccale, le traitement des petites plaies, en cas d'inflammation de la peau, de brûlures, de contusions, d'érythème solaire.

PAR VOIE EXTERNE

INFUSION :

- laisser infuser 1 g de fleurs séchées dans 20 cl d'eau bouillante pendant 5 à 10 min

Appliquer en compresses sur les zones concernées ou utiliser en gargarisme pour les affections de la bouche.

ou

TEINTURE MÈRE TM :

- diluer 100 gouttes dans 25 cl d'eau

Appliquer en compresses sur les zones concernées.

- diluer 50 gouttes dans 1 verre d'eau

Rincer la bouche ou utiliser en gargarisme, en répétant au besoin.

THYM *Thymus vulgaris*, Lamiacées

• ***On l'appelle aussi :*** *thym commun, farigoule, frigoule, pote.*

PRÉCAUTIONS D'EMPLOI

L'huile essentielle est contre-indiquée chez la femme enceinte ou qui allaite et les enfants de moins de 6 ans.

Parties utilisées

Les feuilles,
les tiges fleuries.

Intérêt et conseils d'utilisation anti-âge

Le thym est défatigant, neurotonique et utile dans les situations d'insuffisance en progestérone diagnostiquées par un médecin. Il est aussi traditionnellement utilisé pour combattre l'inflammation des voies respiratoires et de la bouche, drainer la vésicule biliaire. C'est un régénérateur du foie. Il améliore la digestion et est antiseptique, antiparasitaire et antitussif. On prendra le thym pendant 1 mois, puis en cures discontinues de 20 jours par mois pendant 3 mois si besoin.
En huile essentielle, il est indiqué dans la chute des cheveux et comme cicatrisant. Le thym à thujanol est particulièrement antioxydant.

PAR VOIE INTERNE

INFUSION :

- laisser infuser10 g de feuilles dans 1 litre d'eau bouillante pendant 5 min, puis filtrer

Boire 1 tasse matin, midi et soir, après les repas.

ou

POUDRE TOTALE :

- en gélules de 300 mg

Prendre 1 gélule avec un verre d'eau matin, midi et soir, avant les repas.

PAR VOIE EXTERNE

HUILE ESSENTIELLE (THYM À THUJANOL) :

- 2 gouttes

À ajouter au shampoing, en massant le cuir chevelu.

MAIS AUSSI...

Hormis les plantes déjà citées, de nombreuses autres plantes pourront être employées dans le cadre d'une démarche anti-âge.

Arthrose/arthrite : douleurs articulaires
Arnica, *Arnica montana* (usage externe uniquement)
Avocat, *Persea gratissima* (insaponifiables)
Boswellie, *Boswellia serrata*
Cayenne, *Capsicum frutescens* (usage externe uniquement)
Houblon, *Humulus lupulus*

Troubles du sommeil
Angélique, *Angelica archangelica* (si troubles digestifs)
Bergamote, *Citrus bergamia*
Grande camomille, *Tanacetum parthenium*
Houblon, *Humulus lupulus* (si anxiété)
Mélilot, *Melilotus officinalis*
Mélisse, *Melissa officinalis* (si anxiété ou troubles digestifs)
Pavot de Californie, *Eschscholtzia californica*
Tilleul, *Tilia cordata*
Valériane, *Valeriana officinalis*
Verveine odorante, *Aloysia triphylla*

Baisse de la production des hormones
Chez la femme (sous contrôle médical)
Grémil, *Lithospermum officinale*
Houblon, *Humulus lupulus*
Kudzu, *Pueraria lobata*
Trèfle rouge, *Trifolium pratense*
Chez l'homme
Avoine, *Avena sativa*
Croix de Malte, *Tribulus terrestris*
Figuier de Barbarie, *Opuntia ficus-indica*
Surrénales
Ashwagandha, *Withania somnifera*
Croix de Malte, *Tribulus terrestris*
Éleuthérocoque, *Eleutherococcus senticosus*
Schisandra, *Schisandrae chinensis*

Cheveux (calvitie commune)
Capucine, *Tropaeolum majus*
Cresson, *Nasturtium officinale*
Prunier africain, *Pygeum africanum*

Diminution des capacités intellectuelles
Éleuthérocoque, *Eleutherococcus senticosus*

Diminution de la vue
Maïs, *Zea mays*
Myrtille, *Vaccinium myrtillus*
Sureau noir, *Sambucus nigra*
Vigne rouge, *Vitis vinifera tinctoria*

Drainage du foie
Desmodium adscendens
Chrysanthellum indicum

Drainage des reins
Orthosiphon, *Orthosiphon stamineus*

Manque de tonus et récupération plus lente
Avoine, *Avena sativa*
Églantier, *Rosa canina*
Éleuthérocoque, *Eleutherococcus senticosus*
Maté, *Ilex paraguariensis*

Modification des formes et du poids
Fucus, *Fucus vesiculosus* (sous contrôle médical)
Ispaghul, *Plantago ovata*
Maté, *Ilex paraguariensis*
Papaye, *Carica papaya*
Psyllium, *Plantago afra* (mucilages)

Ostéoporose
Trèfle rouge, *Trifolium pratense*

Troubles circulatoires
Maté, *Ilex paraguariensis*
Marron d'Inde, *Aesculus hippocastanum*
Myrtille, *Vaccinium myrtillus*
Pin des Landes ou maritime, *Pinus pinaster*

Troubles de la digestion
Anis vert, *Pimpinella anisum*
Coriandre, *Coriandrum sativum*
Cumin, *Cuminum cyminum*
Fenouil doux, *Foeniculum vulgare* var. *dulce*

Troubles de la libido
Avoine, *Avena sativa*
Croix de Malte, *Tribulus terrestris*
Damiana, *Turnera diffusa*
Maté, *Ilex paraguariensis*
Prunier africain, *Pygeum africanum*
Yohimbe, *Corynanthe yohimbe* (sous contrôle médical)

Troubles de la prostate
Courge, *Cucurbita pepo*
Prunier africain, *Pygeum africanum*

Troubles de la mémoire
Éleuthérocoque, *Eleutherococcus senticosus*
Petite pervenche, *Vinca minor* (sous contrôle médical)

Troubles du transit intestinal
Caroube, *Ceratonia siliqua*
Ispaghul, *Plantago ovata*
Plantain, *Plantago major*
Psyllium, *Plantago afra*

OÙ ACHETER LES PLANTES ?

La question est simple, mais la réponse est plus complexe. Car si les plantes se trouvent facilement (pharmacies, herboristeries, grandes surfaces, vente par correspondance, etc.), comment être sûr de la qualité du produit vendu ? La législation est en pleine évolution.

Les pharmacies

Les pharmaciens ont le monopole de la vente des plantes médicinales, sauf pour 34 plantes (dites plantes libérées) qui sont en vente libre, en vertu d'un décret de 1979, à condition de n'être pas assorties d'indications thérapeutiques. Les exigences en matière de sécurité et de qualité sont très sévères. De nombreux contrôles sont notamment effectués sur la culture, la récolte et la conservation des plantes à usage thérapeutique. Le pharmacien peut proposer des plantes en vrac ou en infusettes. Le plus souvent, ce sont des phytomédicaments.

Dans tous les cas, ces matières premières doivent être conformes à la Pharmacopée. Le pharmacien choisit son fournisseur, contrôle et identifie ce qu'il reçoit.

Les herboristeries

La profession d'herboriste est en extinction, car seules les personnes diplômées avant septembre 1941 peuvent exercer ce métier ; toutefois, les personnes ayant des compétences dans le domaine des plantes médicinales et aromatiques peuvent gérer une herboristerie, sous la caution d'un herboriste diplômé.

Dans l'exercice de leur profession, les herboristes ont les mêmes obligations que les pharmaciens. Ils se chargent souvent de la préparation, du mélange et de la transformation des plantes, mais aussi parfois de leur culture. Les herboristes connaissent bien les plantes et sont sensibles à la qualité des produits qu'ils proposent à la vente.

Choisissez un herboriste qui dispose d'une bonne clientèle pour être sûr d'acheter des plantes qui n'ont pas séjourné trop longtemps dans les stocks de l'officine. Pour garder leur efficacité, les plantes séchées nécessitent en effet des soins attentifs.

Les marchés

Les marchés ont pour l'instant un statut un peu particulier (mais la réglementation évolue vite !), qui s'explique par la survivance d'une tradition. On peut y trouver les 34 plantes libérées, mais également des plantes non libérées. La vente de plantes, de façon générale, y est possible à condition de ne pas leur conférer d'indications thérapeutiques. Pour certaines, il est cependant possible de mettre en avant des allégations de santé autorisées.

Il est conseillé de s'approvisionner en direct auprès du producteur, en cherchant à connaître les conditions de culture ou de cueillette des plantes qu'il propose.

Les magasins de diététique, grandes surfaces et parapharmacies

On y trouve les 34 plantes en vente libre, conditionnées pour faire des tisanes, ainsi que certains mélanges autorisés. Mais l'essentiel des ventes est constitué par les compléments alimentaires.

Internet et la vente par correspondance

Le marché des produits de phytothérapie sur Internet est totalement libre. On y trouve tout, notamment des plantes exotiques, ainsi que des plantes interdites en France. Sachant qu'il n'y a aucune garantie quant à la qualité des plantes et des modes de préparation, il est difficile d'exercer un contrôle.

Là encore, mieux vaut connaître le circuit de distribution et prendre des assurances sur l'origine des plantes, leur qualité, leur identification, pour éviter les falsifications. L'étiquetage doit en particulier spécifier le nom latin de la plante (genre et espèce), et indiquer quelle partie de la plante le produit renferme (feuilles, sommités fleuries, etc.). Pour la vente par correspondance, la même prudence s'impose. Il convient d'établir une relation de confiance avec son interlocuteur pour pouvoir être sûr des plantes proposées.

Comment identifier avec certitude les plantes achetées ?

Dans le langage courant, une plante est nommée de façon variable d'un pays, d'une région ou d'une culture à l'autre. Seul le nom scientifique latin de la plante évitera les risques de confusion puisqu'il est identique quelles que soient la langue et la culture du pays d'origine. La plante doit donc être clairement identifiée par son nom scientifique latin, lequel comporte deux termes caractérisant le **genre** de la plante et son **espèce** (par exemple *Aloe vera* pour l'aloès).

Si vous cueillez vos plantes vous-même

• **Ne cueillez que des plantes que vous connaissez avec certitude**. Évitez de cueillir les parties souterraines. Cette pratique répétée peut amener à la disparition d'une espèce dans un site.

• **Cueillez au bon moment**, c'est-à-dire lorsque la teneur en principes actifs est optimale. En règle générale, les racines sont déterrées au printemps ou à la fin de l'automne, les parties aériennes ou les feuilles sont récoltées avant et pendant la floraison, les sommités fleuries ou les fleurs en début de floraison, lorsqu'elles sont juste ouvertes.

• **Ne cueillez que des plantes saines**, sans souillures ni parasites, sans flétrissures, **bien identifiées**, et dont vous êtes sûr qu'elles sont comestibles. Les plantes des bords des routes ou des chemins ne doivent pas être récoltées en raison du risque de souillure humaine ou animale. De même, celles des bordures des champs ont souvent reçu des pulvérisations d'engrais chimiques ou de pesticides, et ne doivent donc pas être cueillies.

• **Récolte** : récoltez juste la quantité à utiliser et évitez surtout les récipients ou les sacs en plastique qui feraient pourrir vos plantes. Vous pourrez les conserver 2 à 3 jours dans le bac à légumes de votre réfrigérateur.

• **Séchage** : c'est un moment très important en phytothérapie, car un bon séchage permet de préserver les composés chimiques des plantes. Étalez votre récolte en une seule couche, à l'ombre et dans un lieu bien aéré, en la retournant régulièrement au cours des premiers jours. Lorsqu'il n'y a plus aucune trace d'humidité, coupez les parties utiles – en morceaux plus ou moins petits selon l'usage auquel vous les destinez – et stockez-les à l'abri de l'air, dans un endroit sombre et bien sec ; choisissez pour ce faire des bocaux de verre fermés par un bouchon de liège ou des boîtes de fer-blanc, qui assureront une parfaite conservation pendant environ 1 année.

En cas de doute, n'hésitez pas à demander conseil au pharmacien pour identifier les plantes avec certitude, de préférence avec la plante entière, fraîche (et non des parties coupées, séchées, voire mélangées).

Comment conserver les plantes achetées dans le commerce ?

On peut raisonnablement conserver les plantes 2 ans, stockées dans un endroit sec, aéré, à l'abri de la lumière et sans dépasser 20 °C. Pour les plantes à huile essentielle, une durée de 1 an semble préférable. L'emballage plastique est à éviter : on utilisera plutôt des sacs en papier, notamment de papier kraft, des bocaux de verre fermés par des bouchons de liège...

SOUS QUELLES FORMES UTILISER LES PLANTES ?

Les plantes sont aujourd'hui encore utilisées en infusions. Mais elles se présentent aussi sous d'autres formes (appelées galéniques, en référence au nom de Galien, médecin grec de l'Antiquité), plus fiables et qui offrent à l'organisme l'ensemble des constituants actifs de la plante ; ces préparations permettent de bénéficier d'une action constante, avec une efficacité que l'on peut reproduire dans le temps.

Les plantes médicinales à usage thérapeutique obéissent à une réglementation nationale et européenne. Elles répondent ainsi à des critères de qualité pharmaceutique et à une sécurité d'emploi maximale qui réduisent les effets secondaires et les risques de toxicité. En fonction des indications de chaque plante, on peut en déterminer les effets indésirables, les contre-indications, les interactions médicamenteuses et la posologie.

Le pharmacien prépare les formules prescrites par le médecin. Il s'agit alors de préparations magistrales (PM) qui peuvent être incorporées dans des crèmes, pommades, sirops, potions, lotions, suppositoires, ovules ou gélules. On trouve aussi des spécialités pharmaceutiques (comprimés, ampoules buvables, collyres, capsules…) qui sont délivrées ou non sur ordonnance.

Les plantes en vrac, seules ou en mélange

Pour les tisanes, on se sert des plantes en vrac, seules ou en mélanges qui ne doivent pas dépasser 6 plantes. Le mode de préparation figure sur l'emballage.

Pour être sûr de son achat, il faut vérifier que le nom latin de la plante et la partie de la plante employée sont précisés.

Les poudres

Elles sont obtenues par pulvérisation des drogues végétales.

La **poudre totale** micronisée en gélules est souvent obtenue par cryobroyage, un procédé moderne qui consiste à pulvériser la partie active de la plante sèche en la broyant à froid sous azote liquide à – 196 °C. On recueille ainsi une poudre parfaitement fine et homogène, appelée poudre totale.

Les extraits

Un solvant (eau ou alcool) extrait du végétal préalablement pulvérisé un certain nombre de composants. Les constituants de la plante ne sont pas tous présents ; cela dépend du mode d'extraction et du solvant utilisé.

Les **extraits liquides ou fluides** sont partiellement évaporés ; ce sont les plus utilisés. 1 g d'extrait fluide correspond à 5 g de teinture au 1/5 et à 10 g de teinture mère homéopathique au 1/10.

Les **extraits secs** (nébulisats) sont réduits à l'état de poudre, souvent conditionnée en gélules.

Les suspensions intégrales de plantes fraîches en flacons-doses (SIPF®)

Elles sont obtenues à partir de la plante cryobroyée et mise en suspension dans un alcool faible. Cette technique est censée conserver l'intégralité des constituants de la plante. C'est un procédé de fabrication déposé.

Les teintures

Elles sont obtenues par macération, percolation ou tout autre procédé approprié, dans de l'alcool à un degré variable pour chaque plante. Les teintures sont le plus souvent proposées au 1/5 ; certaines d'entre elles, pour les plantes les plus toxiques notamment, sont au 1/10.

Les **teintures alcooliques** sont obtenues par action de l'alcool éthylique de 60 à 90° sur des plantes sèches, les **alcoolatures** par action du même alcool mais sur des plantes fraîches.

Les **teintures mères homéopathiques (TM)** sont aussi des extraits alcooliques de plantes fraîches et sauvages (récoltées dans leur habitat naturel) mis au point par les homéopathes. Elles servent surtout à élaborer des dilutions homéopathiques, mais sont souvent utilisées telles quelles en phytothérapie (elles sont dites à 1DH ou 1D, ce qui correspond à la première dilution décimale hahnemannienne). Un certain nombre de teintures mères bénéficient d'un remboursement par la Sécurité sociale.

Les macérats glycérinés et la gemmothérapie

Les macérats glycérinés sont à la base de la gemmothérapie. Cette partie de la phytothérapie utilise les bourgeons et les jeunes pousses d'arbres, d'arbustes et de radicelles préparés, à l'état frais, par macération au 1/20 dans un mélange d'eau et de glycérol à quantités égales. Ces éléments sont ensuite dilués au 1/10 dans un mélange d'eau, d'alcool et de glycérine.

Les parties embryonnaires végétales sont une source importante de facteurs de croissance, de vitamines, d'oligo-éléments et de minéraux.

Les extraits de gemmothérapie présentent donc souvent des propriétés multiples parmi lesquelles l'action de drainage et de détoxication, déterminante dans la lutte anti-âge.

Le macérat glycériné concentré ou macérat-mère

La macération mère s'effectue directement dans le mélange d'eau, de glycérine et d'alcool. Les trois solvants participent à l'extraction et à la transmission de l'énergie des bourgeons. Le produit est plus concentré et la quantité d'alcool à absorber 10 fois moins importante que dans le cas du macérat glycériné simple.

Les huiles essentielles

Employées en aromathérapie, les huiles essentielles (HE) résultent majoritairement de la distillation à la vapeur d'eau des plantes aromatiques. Certaines HE sont obtenues par expression à froid des épicarpes (pressage à froid de la peau de *Citrus*, par exemple). Dans ce cas, il s'agit en fait d'essences.

Les HE extraites de parties différentes d'une même plante (fleur, feuille, graine, épicarpe...) auront souvent des propriétés différentes. Le chémotype (CT) donne déjà une bonne indication quant aux propriétés d'une HE, en la caractérisant par un principe actif particulier. Par exemple, HE de *Thymus vulgaris* CT à linalol veut dire huile essentielle d'une variété de thym dont le principe actif linalol le caractérise par des propriétés originales le distinguant des autres espèces de *Thymus vulgaris*.

Huiles essentielles, attention !

Rappelons-nous toujours que les huiles essentielles sont les principes actifs de plantes les plus concentrés et les plus réactifs ! Les huiles essentielles sont toutes potentiellement toxiques, photosensibilisantes, allergisantes, irritantes pour le système digestif en usage interne, et potentiellement agressives en usage externe sur la peau et les muqueuses.

- **Ne modifiez jamais à la hausse une posologie préconisée.**
- **En l'absence d'avis spécialisé, ne les utilisez pas chez les enfants et les femmes enceintes ou qui allaitent.**
- Évitez l'usage pur par voie orale ou externe (onctions...) sans avis médical ou spécialisé.
- Conservez-les à l'abri de la lumière et de l'air, car elles vieillissent et s'oxydent très facilement.
- **Maintenez-les toujours hors de portée des enfants.**

GLOSSAIRE

Acides aminés : unités de base qui forment les protéines. Une vingtaine d'acides aminés différents entrent dans la constitution des protéines. Certains acides aminés sont dits « essentiels » car notre organisme ne peut pas les synthétiser, ils doivent donc être apportés par l'alimentation.

Acides gras : unités de base de la classe des lipides. Il existe 3 familles d'acides gras : les saturés (graisses animales, produits laitiers…), les mono-insaturés (huiles végétales fluides : olive, arachide…) et les poly-insaturés de la série oméga-6 et oméga-3, appelés aussi acides gras essentiels, car ils doivent être apportés par l'alimentation (ils ne sont pas fabriqués par l'organisme).

Anthocyanosides : pigments phénoliques très répandus chez les végétaux, hydrosolubles et donnant les couleurs rouges à bleu-violet des fleurs et des fruits.

Antioxydant : qui s'oppose à la « corrosion » des composés organiques par l'oxydation (un des processus du vieillissement de l'organisme). La vitamine E, par exemple, est un antioxydant naturel.

Antiprurigineux : qui s'oppose au prurit (démangeaison).

Antispasmodique : qui réduit les contractions musculaires, les crampes.

Anxiolytique : qui diminue l'état d'angoisse ou d'anxiété.

Aromathérapie : l'aromathérapie utilise des extraits de plantes, appelés huiles essentielles (HE).

Arthrite : inflammation aiguë d'une articulation pouvant aboutir à sa destruction. Les principales causes, en dehors des infections, en sont les dépôts de cristaux d'acide urique (goutte) ou de sels de calcium.

Arythmie : dérèglement dans le système de conduction électrique du cœur (rythme trop lent ou trop rapide).

Asthénie : affaiblissement de l'état général, diminution de la vitalité de l'organisme avec fatigue non liée à un effort normal.

Astringent : une plante est dite astringente lorsqu'elle diminue les sécrétions des muqueuses intestinale ou bronchique, mais aussi quand elle resserre les tissus, en particulier la peau, et les vaisseaux sanguins.

Athérosclérose : ensemble des affections artérielles chroniques.

Carminatif : qui provoque l'expulsion des gaz intestinaux.

Cholagogue : qui évacue la bile.

Cholérétique : qui stimule la sécrétion de la bile.

Cofacteur : substance indispensable à l'action de certaines enzymes pour la réalisation d'une réaction biochimique.

Cognition (capacités cognitives) : ensemble des activités intellectuelles et des processus qui se rapportent à la connaissance.

Collagène : protéine fibreuse constitutive du tissu conjonctif.

Convulsivant : qui provoque des convulsions ou l'épilepsie.

Cryobroyée (poudre) : poudre obtenue par le broyage très fin d'une plante ou partie de plante portée à très basse température.

Dépuratif : qui aide l'organisme à éliminer les déchets par les reins, les intestins et la peau. Effet diurétique et laxatif.

Diurétique : qui favorise l'élimination de l'urine.

Drainage : élimination des déchets du métabolisme de l'organisme (urée, acide urique…) par le foie, les reins, la peau, les poumons et les intestins où ils sont transformés puis évacués.

Émollient : qui ramollit ou hydrate les tissus et favorise l'expectoration.

Émonctoires : organes qui ont pour mission d'éliminer les déchets et les toxines de l'organisme.

Endométriose : localisation en dehors de la muqueuse utérine du tissu endométrial normal.

Enzyme : substance protéinique qui facilite ou accroît une réaction biochimique.

Érythème solaire : coup de soleil.

Extraits : ils résultent de l'action dissolvante d'un solvant sur un végétal pulvérisé. Les extraits liquides sont partiellement évaporés et constituent les extraits fluides ; les extraits secs sont réduits à l'état de poudre.

Fongicide : substance propre à détruire les champignons.

Gemmothérapie : méthode thérapeutique d'origine homéopathique qui utilise des macérats glycérinés végétaux à 10 % préparés soit à partir de bourgeons frais de certains arbres, soit à partir de tissus végétaux frais différenciés ou en voie de division.

Glycémie : taux de sucre sanguin.

Hémoptysie : crachement de sang provenant des voies respiratoires.

Hépatite : affection inflammatoire du foie.

Hyperplasie : augmentation importante du nombre de cellules.

Hypertrophie : augmentation du volume d'un organe.

Hypoglycémie : diminution du taux de sucre dans le sang.

Hypotenseur : qui fait baisser la tension artérielle.

Hypothyroïdie : insuffisance de la sécrétion de la glande thyroïde.

Hystérectomie : ablation de l'utérus.

Liniment : préparation liquide ou semi-liquide, destinée à être appliquée sur la peau.

Lipolyse : action biochimique de « déstockage » des graisses, entraînant une fonte du tissu adipeux.

Macérat : produit obtenu après mise en contact (à froid) pendant plusieurs heures d'une matière première avec un solvant approprié.

Métrorragie : hémorragie utérine observée dans l'intervalle des règles ou après la ménopause, indépendamment de toute menstruation.

Micronisée (poudre) : se dit d'une poudre de plante dont le broyage ultrafin fournit des particules de l'ordre du micron.

Nébulisat : extrait sec obtenu au moyen d'un procédé appelé nébulisation (transformation d'un liquide en brouillard).

Ovariectomie : ablation d'un ou des ovaires.

Polyphénols : vaste groupe de composés, auquel appartiennent notamment les bioflavonoïdes, qui se trouvent dans un grand nombre de plantes et qui entrent dans la préparation de nombreux suppléments alimentaires aux propriétés antioxydantes.

Probiotiques : micro-organismes utiles qui colonisent la flore de la peau et des muqueuses. Leur présence permet notamment de contrer la prolifération des micro-organismes nuisibles qui peuvent, par exemple, provoquer des diarrhées infectieuses ou des vaginites. Les probiotiques contribuent également à la digestion des aliments. Les bactéries lactiques comptent parmi les principaux probiotiques.

Profil lipidique : dosage sanguin du cholestérol et des triglycérides.

Prurit : démangeaisons de la peau en rapport avec une affection cutanée.

Reminéralisant : qui apporte des minéraux.

Sédatif : qui induit ou favorise le sommeil.

Sénescence : processus physiologique de vieillissement.

Stress oxydatif : dommage causé par une augmentation des radicaux libres de l'oxygène, qui peut avoir des effets au niveau moléculaire, cellulaire ou sur l'organisme entier. Le phénomène du stress oxydatif joue un rôle dans le vieillissement et est associé aux maladies dégénératives.

Teintures mères (TM) : ce sont des teintures spéciales (on les appelle des souches) fabriquées pour servir à faire des dilutions homéopathiques, mais elles sont parfois utilisées en phytothérapie telles quelles (la prescription par un médecin est préférable car il existe des TM toxiques).

Tissu conjonctif : le plus abondant et le plus répandu des tissus, il est présent dans presque tous les organes du corps humain (à part certains comme le cerveau). La peau est particulièrement riche en tissu conjonctif.

Urticant : qui provoque des démangeaisons.

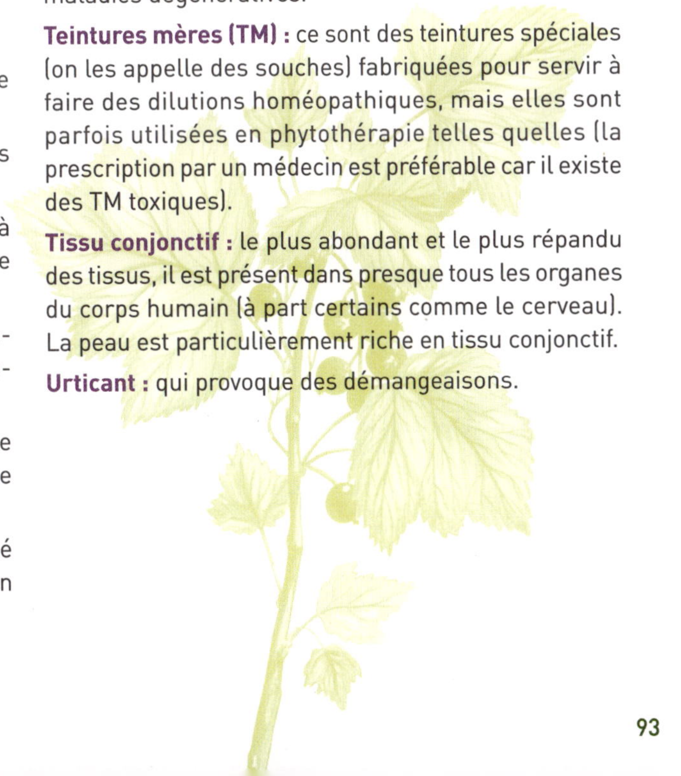

INDEX

Maquette de couverture : Laurent Quellet
Maquette intérieure et réalisation : Solenne Siben
Illustrations : Dominique Klecka
Relecture scientifique : docteur Jean-Charles Schnebelen
Suivi éditorial : Élisabeth Pegeon
Suivi de fabrication : Marie Guibert
Photogravure : Penez

Achevé d'imprimer en août 2005 par Mateu Cromo (Espagne)